FIBROMIALGIA

Y

SÍNDROME DE FATIGA CRÓNICA

FIBROMIALGIA
Y
SÍNDROME DE
FATIGA CRÓNICA

Miguel Ángel Almodovar

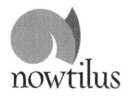

nowtilus

Colección: Guías Prácticas de Salud, Nutrifarmacia y Medicina Natural
www.guiasbrevesdesalud.com

Título: Fibromialgia y Síndrome de Fatiga Crónica
Autor: © Miguel Ángel Almodovar

Copyright de la presente edición: © 2011 Ediciones Nowtilus, S.L.
Doña Juana I de Castilla 44, 3º C, 28027 Madrid
www.nowtilus.com

Responsable editorial: Isabel López-Ayllón Martínez

Diseño y realización de cubiertas: Marine de LaFregeyre

ISBN: 978-84-9967-226-7
Fecha de edición: Mayo 2011

Printed in Spain

Índice

A mediados de los años ochenta, se empezó a hablar abiertamente del Síndrome de Fatiga Crónica (SFC). El nombre que se le puso a la enfermedad ya era un despropósito, como lo es también el rol que ha tenido la medicina ante esta enfermedad en los últimos veinticinco años. Ha sido una historia de difamación, marginalización, falta de eugenesia y vergüenza. Algún día los libros hablarán de lo que se hizo mal y por qué se permitió que pasara esto. Detrás de la bandera de la «evidencia científica» y no del sentido común ni de la justicia, a lo largo de un cuarto de siglo se ha maltratado a los enfermos de SFC y de Fibromialgia (FM) por negación, mediante la burla o con medicamentos psiquiátricos, por parte de un grupo de médicos ineptos y con mentiras recurrentes de los responsables políticos.

Hillary Johnson, escritora y paciente de SFC

Prólogo

Los alimentos y su impacto en las enfermedades

Como presidenta de una asociación de enfermos y una enamorada más de la difusión de novedades para la mejora de cualquier situación de salud social, humana y médica, tengo el placer de prologar una iniciativa divulgadora sobre detalles y conocimiento que muchos sabemos pero sólo transmitimos en *petit comité*.

Miguel Ángel Almodóvar es un perfecto anfitrión y delante de un buen plato y mejor compañía su conversación se devora con la contundencia de una *master-class*.

La cocina se compone de alimentos frescos que preparamos con más o menos elaboración, pero que siempre deben ser una fuente de nutrientes, minerales y vitaminas que nos aportan todo aquello que nuestro organismo va necesitando o incluso pidiendo.

Especial referencia debe hacerse a todos aquellos que por una causa u otra deben hacer dietas específicas para llevar un modelo de alimentación acorde con sus necesidades nutricionales.

Las dietas exentas de sal, azúcares, harinas refinadas, gluten o lactosa se han disparado en los últimos años y no a causa de las muchas intolerancias demostradas, sino por pura moda o por convicciones en torno a un modelo vital que a veces se impone dentro de las necesidades sociales y alimentarias de cada uno.

Ni qué decir tiene que cada opción es perfectamente válida: desde el estricto veganismo, el vegetarianismo ovo-lacto, la macrobiótica, etc. Todas y cada una de estas opciones tiene tanto un componente de salud como, a veces, uno moral o ético.

En la actualidad y tomando fuerza creciente aparecen las dietas o las opciones de comer alimentos cada vez más naturales y, sobre todo y lo más importante, exentos de productos químicos y sustancias tóxicas, dietas en las que la seguridad en la alimentación sea no sólo una opción, sino una verdadera revolución que gira en torno a tomar alimentos que carezcan de una toxicidad que ha provocado no sólo alergias o intolerancias leves, sino verdaderos problemas de salud para las personas que los consumen.

En la revolución alimentaria, que desgraciadamente aún está sólo en sus inicios en cuanto a la población general, se exigen cada vez más cultivos ecológicos y de pequeña escala que doten a los tomates o berenjenas de su antiguo esplendor imperfecto. Esas piezas sabrosas y recién cogidas de las matas o árboles adquieren cada vez más prevalencia entre los consumidores, que ávidos y sabedores de que esto es cada vez más importante para la salud, buscan y reclaman estos alimentos que ofrezcan garantías de, al menos, no ser tratados químicamente.

Cobran fuerza los consumidores y cobran fuerza igualmente los agricultores y ganaderos que quieren proveerse y ofrecer alimentos exentos de los temidos tóxicos que tanto daño hacen al organismo.

Cada vez más en boga, la alimentación tiene presencia en nuestras vidas como un componente de salud y la pérdida de esta es uno de los motivos por los que las personas que enferman buscan cada vez más alternativas.

Los pacientes de FM, SFC o Sensibilidad Química Múltiple (SQM) son conocedores de sus necesidades a partir de su dieta y sus complementos, al tiempo que han tomado consciencia de que lo que consumimos habitualmente carece de muchos nutrientes necesarios para la salud. Eso les ha llevado a empezar a bucear en las artes tanto de la alimentación como de las necesidades nutricionales extras, para paliar los efectos adversos en la vida y en una salud que, muy mermada, busca perentoriamente qué tomar y dónde conseguirlo.

Este interesante libro nos muestra que la salud es en definitiva un motivo más para cuidar esas necesidades nutricionales extras, pues son muy necesarias en cualquier estado debilitado de salud para reforzar el sistema inmune o para paliar situaciones de dolor asociadas a la enfermedad.

Cuando conocemos nuestras enfermedades, es más fácil emprender acciones encaminadas a cuidar, mimar y dotar a nuestro cuerpo de esos aportes extras. Todas las redes sociales demandan, contribuyen y divulgan la teoría de que los alimentos y los suplementos pueden paliar los efectos de estas indeseables enfermedades.

Cualquier estado debería ser consciente de que para reforzar o para paliar los problemas derivados de su situación, los pacientes de FM, SFC y SQM necesitan de esos aportes extras, ya que su mala salud puede mejorar con esos nutrientes y reforzadores de la calidad general de vida.

Cualquier enfermo que sufra una de estas dolencias conoce la necesidad de un mimo extra, una situación de cuidado especial, y esto puede ser la diferencia entre un período muy malo y otro en el que el sufrimiento dure menos. No perdamos de vista que la lógica necesidad de estar y sentirse más útil, activo y enérgico pasa muchas veces por procurar vitalmente una búsqueda incesante de esa mejoría.

Desde la Antigüedad se han utilizado brebajes, infusiones, decocciones, jaleas e incluso metales que fueron luego empleados en la controvertida homeopatía, paradójicamente no contemplada en España como medicina alternativa, a pesar de haberse demostrado sobradamente beneficiosa y exenta de peligros para la salud por su casi nula toxicidad y efectos secundarios.

Los pacientes son muchas veces los verdaderos expertos y pueden recuperar lecciones y consejos sobre suplementos que, desconocidos por la medicina alopática, son verdaderos cuidadores y ejemplos de que utilizando lo que la naturaleza nos ofrece también se puede sanar y, sobre todo, mejorar.

Miguel Ángel nos brinda la oportunidad y nos sirve en bandeja tales aportaciones en un resumen sencillo, didáctico y útil para todos los enfermos y se agradece que este ensayo se haya dedicado a estas enfermedades tan ignoradas por muchos sectores sanitarios.

La FM necesita de aportes que disminuyan los estados de ansiedad, dolor, entorpecimiento cognitivo y los estados que rozan la depresión. No han servido, salvo en los primeros inicios de la enfermedad, medicamentos que no conlleven efectos secundarios muy adversos y que han llevado a múltiples enfermos a suspender medicaciones que eran presentadas como estrellas y como la panacea para los síntomas.

El comprobado déficit neurológico con una disfunción del sistema nervioso autónomo ha demostrado la invalidez de esos medicamentos que la farmacopea y los laboratorios habían vendido y aún venden como lo último, lo más vanguardista y casi prodigioso.

Miguel Ángel Almodóvar nos amplía la información sobre los suplementos reforzadores y paliativos, unos refuerzos celulares para las mitocondrias que tienen un estado deficitario. Estos complementos son muy útiles, beneficiosos y, lo más interesante, no tienen efectos secundarios.

Especial referencia habría que hacer aquí respecto al síndrome químico múltiple, consistente en una alteración del sistema de detoxificación celular por la carga tóxica en todo el organismo. Podemos ver que cada vez hay más niños y adolescentes diagnosticados y núcleos familiares con varios enfermos. Últimamente se ha ido confirmando el papel nocivo de las dioxinas en los envases de los biberones y ello ha llevado a su prohibición en varios países. Tanto los adultos como los niños, y quizá estos mucho más, necesitan obligatoriamente esos alimentos y suplementos que disminuyen la carga tóxica y por tanto se convierten en elementos vitales para reforzar todo su sistema orgánico.

Las recomendaciones que se exponen en este libro-guía son un ejemplo de lo simple y saludable que puede ser nutrirse y cuidarse con alimentos y suplementos nutricionales libres de síntesis químicas que alteren las sustancias originales, y sólo por ello ya son absolutamente recomendables.

Fundamentalmente, lo que se pretende en el libro que tiene entre sus manos es romper con los mitos informativos y mediáticos que de un lado confirman la mala gestión de los recursos y de otro propugnan una medicina preventiva que advierte de los riesgos que contraen aquellos ciudadanos que compran productos de dudosa procedencia o escasa calidad a precio más barato, los engañosos «productos milagro».

Cualquiera puede poner en práctica estas recomendaciones y con ello estamos seguros de que su salud puede mejorar y sentirse reforzada. En definitiva, se empezará a construir un organismo agradecido y más protegido para conseguir un beneficio sano y sin problemas añadidos.

En este libro que ahora nos brinda Miguel Ángel Almodóvar y que es continuación de otros con similares objetivos, hay una propuesta clara y rotunda para dotar de extras a nuestro organismo muy deteriorado por situaciones de estrés, mala alimentación o estados de fatiga y abatimiento. Además, y esto es probablemente lo más importante, va muy especialmente dirigido hacia ese núcleo de población femenina que es la gran cuidadora y vela por la salud familiar.

Elena Navarro, Presidenta de la Plataforma Nacional para la Fibromialgia, Síndrome de Fatiga Crónica y Sensibilidad Química Múltiple (www.plataformafibromialgia.org)

POR QUÉ ESCRIBO ESTE LIBRO

Hace más de una década que comencé a interesarme por el potencial terapéutico de los alimentos y tras muchos programas televisivos y colaboraciones periodísticas en distintos medios dedicados al tema, el contacto más o menos directo con centenares de expertos y la lectura continuada y atenta de miles de publicaciones científicas y divulgativas, ese interés se fue focalizando poco a poco en los suplementos nutricionales. En 2000 publiqué el libro *Cómo curan los alimentos;* en la edición revisada y aumentada del mismo título, que vio la luz en 2010, el texto añadía ocho enfermedades bajo el epígrafe de «emergentes» y en todas las dolencias se incluía un apartado de suplementos nutricionales o nutracéuticos. Entre dichas enfermedades emergentes estaban la Fibromialgia (FM) y el Síndrome de Fatiga Crónica (SFC), dolencias de oscuros origen y etiología que con grandes dificultades, dudas y pasos vacilantes se iban haciendo progresivamente visibles en la sociedad.

Empecé a leer y a estudiar, a escuchar los testimonios, casi siempre dramáticos, de los afectados, me hice miembro de los grupos que en las redes sociales iban tomando cuerpo y fui adquiriendo progresiva consciencia del desamparo y la práctica invisibilidad en que vivían los enfermos de estas dolencias. El sistema público sanitario, colapsado o al borde del colapso, y la política sanitaria oficial, fuertemente lastrada por el peso político real de las grandes multinacionales farmacéuticas, dejaban a los afectados en una situación de indefensión y ante un horizonte de absoluta desesperanza. Fue entonces cuando María del Carmen Griñán Martínez, de la Universitat Oberta de Catalunya, me ofreció entrar a formar parte de un proyecto de autocuidado de la salud, que ya hace tiempo vive en la red de redes y que en breve tendrá un soporte en papel en la editorial McGraw-Hill. Mi contribución se enmarca en el ámbito de las enfermedades emergentes, los suplementos nutricionales y, naturalmente, el autocuidado de la salud de los pacientes.

Ofelia Tobón Correa, profesora titular y especialista en Promoción de la Salud del Departamento de Salud Pública de Colombia, define el autocuidado como:

[…] las prácticas cotidianas y las decisiones sobre ellas que realiza una persona, familia o grupo para cuidar de su salud; estas prácticas son «destrezas» aprendidas a través de toda la vida, de uso continuo, que se emplean por libre decisión, con el propósito de fortalecer o restablecer la salud y prevenir la enfermedad;

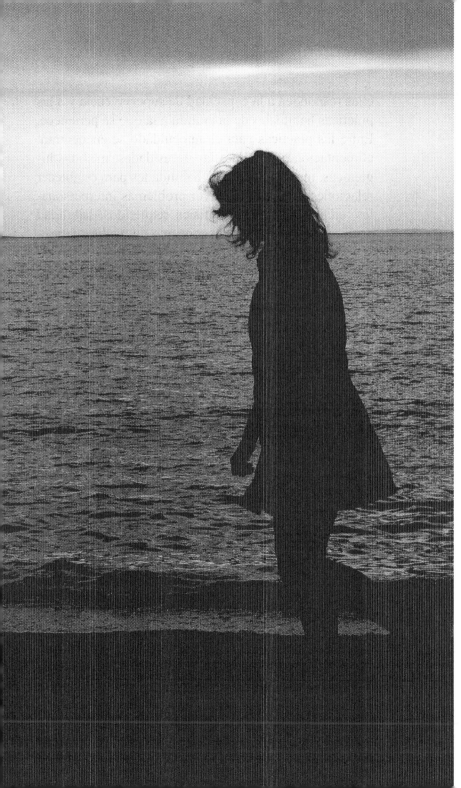

ellas responden a la capacidad de supervivencia y a las prácticas habituales de la cultura a la que se pertenece. Entre las prácticas para el autocuidado se encuentran: alimentación adecuada a las necesidades, medidas higiénicas, manejo del estrés, habilidades para establecer relaciones sociales y resolver problemas interpersonales, ejercicio y actividad física requeridos, habilidad para controlar y reducir el consumo de medicamentos, seguimiento para prescripciones de salud, comportamientos seguros, recreación y manejo del tiempo libre, diálogo, adaptaciones favorables a los cambios en el contexto y prácticas de autocuidado en los procesos mórbidos.

Evidentemente, considerando la situación antes apuntada y en la que se encuentran los pacientes de FM y SFC, el autocuidado puede y debe ser una alternativa de enorme validez y eficacia a la hora de afrontar sus dolencias, y en ese punto los suplementos nutricionales cobran un sustancial protagonismo.

Sobre estos escenarios tuve la oportunidad y la fortuna de conocer la Plataforma para la Fibromialgia, Síndrome de Fatiga Crónica y Sensibilidad Química Múltiple y, lo que fue más relevante, a su presidenta, Elena Navarro, y al equipo que anima y da vida a este dinámico, esperanzador y corajudo proyecto.

La plataforma nació y lleva a cabo su tarea diaria con la vocación de informar y reivindicar los derechos de los pacientes de estas tres dolencias, que cada vez más apuntan a un sólo tronco común, prestando especial atención a la información a medios y a la sociedad en general, al abordaje de los múltiples problemas legales y políticos que generan y a la adquisición de experiencia en el tratamiento de las enfermedades por parte de la propia junta directiva, formada por pacientes en su totalidad y por los afectados adscritos a la asociación.

En sus escasos tres años de vida, la plataforma se ha integrado en una red internacional y mantiene contacto permanente con las asociaciones correspondientes de Estados Unidos, Holanda, Dinamarca, Bélgica, Suecia, Perú, Argentina, Chile y Colombia; ha mantenido reuniones con autoridades sanitarias, con el presidente de la Comisión de Sanidad del Congreso, Gaspar Llamazares, con altos cargos del Ministerio de Justicia y con colegios médicos y farmacéuticos. En paralelo y para hacerse ver y oír, cada mes se reúnen ante las sedes del Instituto de la Seguridad Social.

Constatar su fe inquebrantable, su clara determinación y su admirable ilusión fue el último empujón para animarme a escribir estas páginas, que confío puedan aportar algo útil y esperanzador a los centenares de miles de pacientes que hoy sufren un difícil y casi insoportable día a día, rodeados casi siempre de incomprensión y distanciamiento del problema, lo que les deja en una inaceptable invisibilidad social.

El autocuidado, una habilidad para vivir

DOS PROBLEMAS
Y UN DESTINO

ENFERMEDADES EMERGENTES

Tanto la FM, que se calcula afecta a un 2,4 % de la población, como el SFC, con una incidencia, teórica y urgentemente revisable, del 0,5 % entre la ciudadanía, se consideran enfermedades emergentes porque, aunque conocidas y descritas hace bastantes años, su visibilidad social es relativamente reciente y su incidencia cada vez mayor. Ambas son multisistémicas, aunque afectan especialmente al sistema nervioso en el caso de la FM y a los sistemas inmunológico y nervioso en el SFC, y ambas son enfermedades crónicas y no existe para ellas un tratamiento curativo, por lo que la única opción se reduce a tratamientos sintomáticos. En la Clasificación Internacional de Enfermedades de la OMS aparecen ordenadas, respectivamente, como M79.7 y G93.3.

Pero quedan muchas cosas por aclarar, incluso si se trata de dos enfermedades o de un solapamiento de síntomas que remitirían a un problema común. De hecho, el doctor Joaquín Fernández-Solá, coordinador de la Unidad de Fatiga Crónica del Hospital Clínico de Barcelona y que desde hace años trata a diario estas dolencias, explica: «Se está observando un grado de superposición muy alto entre estas dos enfermedades –superior al 70 %–, por lo que se postula que la FM y el SFC sean manifestaciones de la misma enfermedad y no dos enfermedades diferentes».

EL SÍNDROME COMÚN DE SENSIBILIDAD CENTRAL

El doctor Muhammad B. Yunus del Colegio de Medicina de la Universidad de Illinois, situado en Peoria, Estados Unidos, define la FM como un síndrome de sensibilización central junto al Síndrome de Fatiga Crónica-Encefalitis Miálgica (SFC-EM) y la SQM. Estas tres enfermedades, aunque diferentes y diferenciadas, tienen en común cuatro puntos cruciales: anormal sensibilización del sistema nervioso central, hipoxia celular –situación en la cual el contenido de oxígeno a nivel celular está disminuido–, disfunción mitocondrial –que puede afectar a los músculos y otros órganos como corazón, hígado, riñones, retina, médula ósea, nervios periféricos y páncreas– y exceso de óxido nítrico, que puede provocar una presión sanguínea demasiado alta o muy baja y otros problemas de circulación.

El propio Yunus sostiene que:

[...] el Síndrome de Fibromialgia (SFM) y otros trastornos similares, por ejemplo síndrome de dolor miofascial, síndrome de vejiga irritable, SFC, dolores de cabeza y síndrome de piernas inquietas, tienen varias características en común, incluidas el dolor, sueño poco reparador, cansancio, hiperalgesia y una ausencia de patología estructural de los tejidos. Estos síndromes tienen en común un mecanismo patofisiológico, es decir, disfunciones neurohormonales, que generalmente son distintas de las que se ven en enfermedades psiquiátricas. La sensibilidad del Sistema Nervioso Central (SNC), bien intrínseca, bien debida a neuroplasticidad del SNC causada por estímulos periféricos, resulta en dolor aumentado, generalizado y persistente. La sensibilidad central parece ser la más importante anomalía entre las disfunciones neuroendocrinas. Por eso, el SFM y otros síndromes similares se han denominado Síndromes de Sensibilidad Central (SSC) y se han establecido como un grupo. Recientes investigaciones sugieren que la sensibilidad central está presente entre los miembros de los SSC y se supone que tiene un nexo biopatofisiológico que les une. [...] Las enfermedades o síndrome spertenecientes a los SSC son: SFM, SFC, síndrome de vejiga irritable, cefaleas tensionales, migrañas, dismenorrea primaria, desorden de movimiento periódico de los miembros, síndrome de piernas inquietas, síndrome de disfunción temporomandibular y síndrome miofascial o dolores regionales de los tejidos blandos. El Síndrome de la Guerra del Golfo (SGG) es muy similar al SFM, excepto por un factor desencadenante como es el estrés físico y emocional de una guerra y el hecho de que el SGG excepcionalmente ocurre más en hombres; sin embargo, no está incluido como un trastorno diferenciado. También aparece el síndrome de vejiga irritable o síndrome de la uretra femenina. La cistitis intersticial probablemente es similar al síndrome de la uretra femenina. Todavía no hay datos adecuados disponibles sobre sensibilidad múltiple química como una entidad bien definida, pero sus características encajan bien en el concepto de sensibilidad central. Con más estudios previstos, la lista de la familia de SSC sin duda crecerá. Se supone que todos los integrantes de SSC, como grupo, son la causa más común para que un paciente visite a su médico. Por eso, la SSC es un paradigma importante en la consulta médica.

En: *Fibromyalgia Frontiers*, vol. 9, n.º 3, 2001

2

FIBROMIALGIA

E n 1992 la Organización Mundial de la Salud (OMS) reconoció la FM como una enfermedad reumatológica, aunque dos años antes el Colegio Americano de Reumatología (American College of Rheumatology, ARC) ya había establecido los criterios oficiales para su diagnóstico. Según esta institución médica debe diagnosticarse FM cuando el paciente manifiesta un historial de dolor generalizado durante al menos tres meses seguidos en once de los dieciocho puntos sensibles a la palpación digital. El dolor se considera generalizado cuando aparece en ambos lados del cuerpo, por encima y por debajo de la cintura y en el esqueleto axial. Al mismo tiempo, el dolor a la palpación digital debe estar presente en los siguientes puntos sensibles: occipital (bilateral), en las inserciones del músculo suboccipital; cervical inferior (bilateral), en las porciones anteriores de los espacios interapofisarios transversos de C5-C7; trapecio (bilateral), en la mitad del borde superior; supraespinoso (bilateral), en su origen, encima de la espina de la escápula cerca del borde medial; segunda costilla (bilateral), en la segunda unión costocondral justamente lateral en relación a las uniones de las superficies localizadas por encima; epicóndilo lateral (bilateral), dos centímetros distal a los epicóndilos; glúteo (bilateral), en el cuadrante superior externo de nalga, en el pliegue anterior del músculo; trocánter mayor (bilateral), posterior a la prominencia trocantérea, y rodilla (bilateral), en la bolsa adiposa medial próxima a la línea articular.

No obstante, a partir de 2003 y a día de hoy se suelen utilizar los «Criterios canadienses», que remiten a un historial de dolor durante al menos tres meses, en ambos lados del cuerpo; encima y debajo de la cintura, incluyendo dolor lumbar y dolor esquelético axial –espina cervical, pecho anterior, espina torácica o baja espalda–, y dolor a la palpación en once o más de los siguientes puntos sensibles: occipucio, en la inserción de los músculos suboccipitales; cervical inferior, en la cara anterior del espacio intertransverso (los espacios entre las apófisis transversas)   en C5-C7; trapecio, en el medio del borde superior; supraespinoso, en el origen, encima de la espina escapular, cerca de su borde medial; segunda costilla, justo lateral a la segunda unión costocondral, en la superficie superior de la costilla; epicóndilo lateral, dos centímetros distal al epicóndilo (en el músculo braquiorradial); glúteo, en el cuadrante superior externo de la nalga en el lado anterior del músculo; trocánter mayor, posterior a la prominencia del trocánter, y rodilla, en el cojín graso medial próximo a la línea articular.

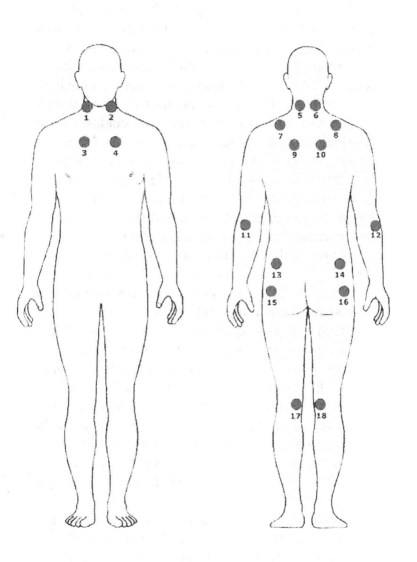

Además del dolor y la hipersensibilidad obligatorios, otros síntomas y signos clínicos adicionales pueden contribuir de forma importante a la intensidad de la enfermedad del paciente. Dos o más de estos síntomas se manifiestan en la mayoría de pacientes con FM que se plantean buscar atención médica.

Por otro lado, es raro que un paciente con FM tenga todos los síntomas o signos asociados. Como resultado, la presentación clínica de la FM puede variar algo de unos casos a otros y los patrones de presentación pueden llevar en algunos casos al reconocimiento de subgrupos clínicos de FM. Estos síntomas y signos clínicos adicionales, aunque no imprescindibles, suelen ser clínicamente importantes. Algunos de esos síntomas y signos son:

- *Manifestaciones neurológicas.* A menudo se manifiestan alteraciones neurógicas como músculos hipertónicos e hipotónicos, asimetría y disfunción musculoesquelética que afecta a músculos, ligamentos y articulaciones, patrones atípicos de adormecimiento y hormigueo, respuesta anormal de la contracción muscular, calambres, debilidad muscular y fasciculaciones. Frecuentemente hay dolor de cabeza, dolor y disfunción de la articulación temporomandibular, debilidad generalizada, alteraciones en la percepción, inestabilidad espacial y fenómenos de sobrecarga sensorial.

- *Manifestaciones neurocognitivas.* Habitualmente se presentan dificultades neurocognitivas, entre las que se incluyen deterioro de la concentración y de la consolidación de la memoria a

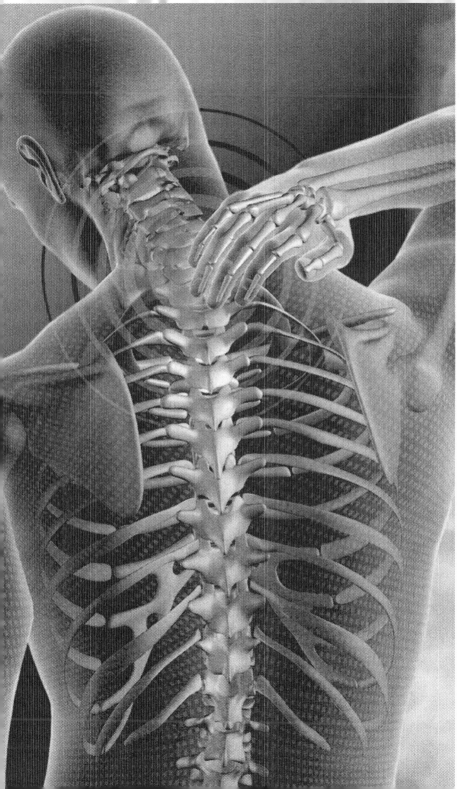

corto plazo, deterioro de la velocidad de actuación, incapacidad para realizar varias tareas a la vez, distracción fácil y sobrecarga cognitiva.

Resumiendo, según estos criterios, en el diagnóstico de la FM el médico o especialista debe detenerse en la observación de los siguientes síntomas:

- *Fatiga.* Hay una fatiga persistente y reactiva, acompañada de una resistencia física y mental reducida, que a menudo interfiere con la capacidad del paciente para hacer ejercicio.

- *Alteraciones de sueño.* La mayoría de pacientes con FM experimenta sueño no reparador, que suele ir acompañado de insomnio, despertares nocturnos frecuentes, mioclono nocturno y síndrome de piernas inquietas.

- *Manifestaciones autonómicas y neuroendocrinas.* Manifestaciones que incluyen arritmias cardiacas, hipotensión mediada neuralmente, vértigo, inestabilidad vasomotora, síndrome de Sicca, inestabilidad de la temperatura corporal, intolerancia al frío o al calor, alteraciones respiratorias, alteraciones de motilidad intestinal y de vejiga con o sin colon irritable o disfunción de vejiga, dismenorrea, pérdida de adaptabilidad y de tolerancia al estrés, aplanamiento emocional, labilidad y depresión reactiva.

- *Rigidez.* Normalmente, en la FM se presenta una rigidez generalizada o regional, que es más grave al despertar y que suele durar unas horas, como en la artritis reumatoide activa. La rigidez puede volver en períodos de inactividad durante el día.

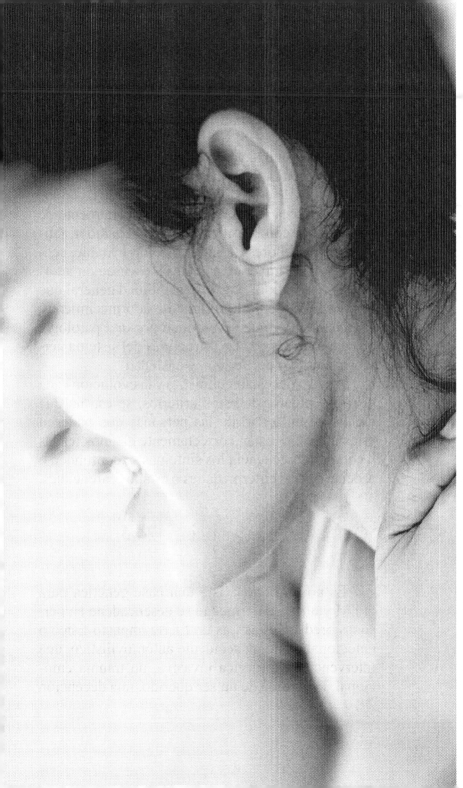

Por último, hay que citar los criterios que McCarthy y Koopman propusieron en 2002 para el diagnóstico de FM y que se resumen en que sólo es necesario que haya dolor en cinco puntos sensibles, ausencia de otras enfermedades y se cumplan tres criterios de entre los siguientes: cambios en los síntomas por la actividad física, empeoramiento de los síntomas con el estrés, sueño no reparador, fatiga general, dolores de cabeza, colon irritable, sensación de inflamación, parestesia –sensación anormal de los sentidos o de la sensibilidad general que se manifiesta como hormigueo o adormecimiento, acorchamiento, que se produce por una patología en cualquier área de las estructuras del sistema nervioso central o periférico– y ansiedad.

A pesar del establecimiento y la evolución cada vez más precisa de estos criterios, se estima que menos de un tercio de las personas que padecen estas dolencias están correctamente diagnosticadas y con harta frecuencia los síntomas se confunden o asocian a otras enfermedades o estados carenciales.

¿Qué causa o cuál es el origen de la fibromialgia?

Es posible que exista una base genética para la FM y que la enfermedad se desencadene en personas predispuestas tras un fuerte impacto físico o emocional como un accidente automovilístico, una intervención quirúrgica invasiva, un trauma emocional, la pérdida de un ser querido, una decepción amorosa, sufrir acoso moral en el trabajo *(mobbing)* o la exposición continuada a tóxicos y contaminantes químicos. En esta línea, y sobre la base del Síndrome común de Sensibilidad Central planteado por el doctor Muhammad B. Yunus, se mueven los argumentos de Miguel Jara (www.migueljara.com y http://migueljara.wordpress.com/), escritor y periodista especializado en la investigación y análisis de temas de salud y ecología, corresponsal en España del *British Medical Journal* y colaborador habitual en *Discovery DSalud,* quien sostiene lo siguiente:

Una alimentación llena de productos químicos, la presencia de 104.000 sustancias sintéticas tóxicas liberadas en el medio ambiente que se encuentran en todas partes y cubren todas las facetas de nuestra vida cotidiana, la contaminación electromagnética de los aparatos inalámbricos o los ambientes sintéticos de las oficinas modernas provocan nuevas afecciones. Son enfermedades ambientales [...] Existen personas hipersensibles a los productos químicos tóxicos. Huelen alguna sustancia y en cuestión de segundos se marean, muestran incapacidad para nadar, hablar o pensar. El concepto de salud o normalidad no existe para ellas pues en cualquier momento o lugar puede desarrollarse una crisis. Estas personas suelen presentar una enfermedad crónica, multisistémica e incapacitante denominada Sensibilidad Química Múltiple (SQM), que como no está reconocida en la práctica no existe. En demasiadas ocasiones la SQM se acompaña de Fibromialgia (FM) –dolor intenso y crónico en músculos y articulaciones– y

Síndrome de fatiga Crónica (SFC), un agotamiento extremo producido por múltiples causas con dolor y otros síntomas coincidentes con las anteriores enfermedades. Las tres patologías tienen algo en común: uno de sus factores desencadenantes más claros es la exposición a sustancias químicas tóxicas.

Sea como fuere, el desencadenante activa las neuronas mediante diversos procesos de los neurotransmisores y de la actividad neuroquímica que aumentan las sustancias responsables del dolor, como la llamada sustancia P, presente en el tejido encefálico. Por otra parte, en los pacientes de FM se constatan notables déficits de serotonina, la sustancia cerebral responsable de la regulación del dolor. Todo ello provoca en los afectados una sensación intensa y casi constante de dolor sin que existan o se puedan constatar daños en los tejidos. Por añadidura, al dolor se suman indefectiblemente alteraciones de sueño y distintos problemas cognitivos.

La contaminación del aire también puede ser un factor desencadenante. Hasta hace sólo unas pocas décadas, la atmósfera que respirábamos estaba compuesta por cuatro gases principales: oxígeno, nitrógeno, argón y dióxido de carbono (CO_2), pero en los últimos años a estos se les han sumado otros como resultado de la actividad industrial humana. Es el caso del dióxido de azufre (SO_2), que inhibe el desarrollo de las cadenas metabólicas de las plantas y que aún no se sabe a ciencia cierta cómo afecta al metabolismo humano, aunque, como afirma la doctora Paloma Gómez: «Si se confirma que altera la síntesis de neurotransmisores cerebrales, podría ser otro de los factores implicados en el actual auge de casos de fibromialgia en todo el mundo».

Por último, queda por determinar cómo inciden en nuestro organismo la radiación electromagnética y la luz artificial, que además de trastornar el reloj biológico y los biorritmos, podrían interferir en el metabolismo y la síntesis de los neurotransmisores.

LA IMPORTANCIA TRASCENDENTAL DE LOS SÍNTOMAS NEUROLÓGICOS

Aunque en la FM lo sustancial es el dolor general, el relacionado con síntomas neurológicos puede ser fundamental a la hora de evaluar el estado del paciente. En 2009, los doctores José María Gómez-Argüelles y Buenaventura Anciones, del Servicio de Neurología del Sanatorio Nuestra Señora del Rosario, en Madrid, publicaron un estudio realizado sobre un centenar de pacientes con diagnóstico previo de FM. En el resumen de la exposición de resultados se explicaba:

Se observó un alto porcentaje de síntomas relacionados con el sistema nervioso en estos pacientes, y la mayoría de los síntomas por los que se preguntó en el momento de la encuesta se encontraba por encima del 50 % de los pacientes. Por otro lado, casi dos terceras partes de los pacientes relacionaron el origen de su enfermedad con algún factor estresante o desencadenante. Sobre el origen de la fibromialgia, la respuesta más repetida por los pacientes fue de causa desconocida, seguido del posible origen reumático y, en tercer lugar, el neurológico.

Finalmente, las conclusiones de la encuesta fueron estas: «Diversos síntomas neurológicos se asocian con alta frecuencia a su enfermedad, según los propios pacientes. Todos los clínicos involucrados en el estudio y tratamiento de este cuadro deberían tener en cuenta la participación de estos síntomas relacionados con la esfera neurológica, por su alta proporción y trascendencia, según lo refieren los pacientes con fibromialgia».

Cuántos y quiénes padecen la fibromialgia y cómo se padece

En general, se cree que actualmente la FM la padece entre el 1 % y el 3 % de la población. Según el estudio EPISER, realizado por Valverde, Ribas, Urbina y Carmona en 2000, la prevalencia de la FM en España es del 2,73 % y con un ratio mujer/hombre de 20/1. Estaríamos hablando pues de unas cifras entre 400.000 y 1.200.000 personas afectadas y afinando un poco más, si se tiene en cuenta que la población actual es de 47 millones de personas, el número «exacto» de afectados sería de 1.316.000.

Para algunos científicos la sustancial diferencia entre géneros que se constata podría deberse a los efectos de las hormonas que están más presentes en las mujeres sobre los mecanismos neurohormonales, pero para Elena Navarro, presidenta de la Plataforma para la Fibromialgia, Síndrome de Fatiga Crónica y Sensibilidad Química Múltiple (www.plataformafibromialgia.org), lo que en realidad explicaría la gran desigualdad de la ratio es que, en el fondo, la FM es una enfermedad social:

Esto se explica por la aún enorme desigualdad de trato en una sociedad donde la mujer sólo empezó a convertirse en activista de sus propios derechos a partir de los años setenta del pasado siglo. La incorporación a las universidades, al trabajo o a los estudios que la capacitaran para incorporarse al mercado laboral representó una gran motivación a la hora de conseguir metas que hasta aquel momento habían sido vedadas para ella. Pero la consecución de tales tuvo que ser asumida sin abandonar los roles que tenía encomendados por historia, tradición y cultura. Ser madre, esposa, cuidadora, administradora del hogar, educadora hubo de compatibilizarse con las nuevas tareas que la mujer quería asumir por méritos propios. Las jornadas se multiplicaron y dilataron entonces por el estudio, el trabajo y la incorporación activa a la sociedad. Los derechos duramente conseguidos pasaban por jornadas altamente destructivas para cualquier ser humano en cuanto a esfuerzo físico y mental, y esas situaciones se mantuvieron durante muchísimos años.

La mujer tiene peor salud que el hombre por características de género, pero aun así ha necesitado demostrar que las metas y las conquistas se hacen con un esfuerzo, y ese tantas veces titánico esfuerzo ha terminado pasando factura en los tramos que actualmente se barajan, porque estas enfermedades contemplan un amplísimo espectro de población femenina entre los 40 y 55 años, con diagnóstico de FM o SFC e incluso con SQM.

A pesar de las muchas reivindicaciones que se han hecho, los logros en aras de respetar y proteger la salud femenina han sido más bien escasos. Los períodos de bajas maternales siguen siendo ridículos en comparación con otros países industrializados y la mujer o compagina su maternidad con el trabajo o abandona y relega su incorporación laboral para el cuidado filial.

La salud femenina sigue siendo la asignatura pendiente de la atención médica y excepto en las enfermedades que actualmente tienen tasas igualadas con el hombre, tales como el cáncer, la mujer sigue estando sometida al cruel imperio de la desatención, sobre todo en cuanto a investigación y atención clínica en enfermedades crónicas prevalentes como estas.

La sociedad enfermó en cuanto a aplicar y asumir papeles que dejaron de lado la salud como algo prioritario en la población femenina. Ahí nunca se ha tenido en cuenta que, al asumir demasiados roles, soportar una sobrecarga de responsabilidades, sufrir un exceso de estrés y tolerar una desmesura de tiempo invertido para los otros y no para sí misma, la mujer ha empeorado sustancialmente su salud. La consecuencia es que se ha visto impelida a cargar con un brutal exceso de responsabilidades y tareas familiares y sociales que en buena lógica deberían haber sido compartidas. Esta carga psicofísica, mantenida a lo largo de décadas, ha jugado un papel fundamental en el empeoramiento de su salud general. La factura a pagar es ahora inmensa y, a pesar de la reconocida fortaleza femenina, la mujer sólo ha podido conseguir que el día tenga veinticuatro horas de trabajo activo renunciando a su ocio, a sus naturales relaciones familiares y sociales y, por encima de todo, a su salud. Estoy plenamente convencida de que ese inconmensurable esfuerzo físico y mental que la mujer ha abarcado ha sido tan intenso como para deteriorar de manera irreparable su calidad general de vida y su salud. Esto ha provocado un serio trastorno emocional, un sobreesfuerzo brutal, la aparición de multitud de enfermedades orgánicas y psicológicas, desequilibrios inmunitarios y lesiones de repetición por sobreesfuerzo. La sociedad ha enfermado y con ella la mujer ha sido arrastrada al desequilibrio, al desgaste, al desarreglo familiar, al desajuste social y, lo que es más grave, al deterioro de la salud integral.

En este estado de cosas es de todo punto imprescindible que la sociedad se responsabilice y preserve la salud integral femenina para que el sistema no se encuentre con un inasumible porcentaje de enfermas e inactivas. El derrumbe social que está suponiendo un amplio listado de enfermedades inmunitarias, endocrinas y psicológicas, justamente acuñadas como sociales, debe movilizar de inmediato a los agentes sociales e institucionales para evitar que siga empeorando la situación de la mitad de la sociedad.

Alejar del mercado laboral, por ignorancia y nula prevención, a casi dos millones de afectadas por FM, SFC y SQM, puede tener unas consecuencias altamente perjudiciales. La sensación que tenemos las pacientes es de abandono y de asombro al constatar que no se asume que la mujer tiene patologías objetivas y enfermedades relacionadas con el esfuerzo y la sobreexposición a tóxicos, a la carga mental y carga física desmedida.

La revolución necesaria quizá esté ahora en asumir que las situaciones de salud en la mujer son directamente proporcionales a los errores que sobre el trabajo, la naturaleza propia y la carga emocional han ido encumbrando situaciones de enfermedad desatendida y con una prevalencia de relatos humanos difíciles de digerir en un estado de derecho que pudre la propia historia social de la mujer.

En cualquier caso, los datos y estimaciones internacionales concluyen que la mayoría de los pacientes de FM son mujeres de entre 34 y 53 años.

En España la FM es la enfermedad musculoesquelética que más bajas produce por incapacidad laboral y alrededor de un 20 % de los pacientes están prácticamente invalidadas para trabajar.

3

SÍNDROME DE
FATIGA CRÓNICA

¿Qué es el Síndrome de Fatiga Crónica (SFC) y cómo se diagnostica?

El SFC, que a partir de 2007 ha pasado a denominarse Síndrome de Fatiga Crónica-Encefalitis Miálgica (SFC-EM), es una enfermedad neuroendocrina-inmunitaria –definición tan extensiva que viene a no decir cosa alguna– que se manifiesta en una gran fatiga física y mental a la que se unen otros síntomas como faringitis o amigdalitis, nódulos linfáticos sensibles, mialgias –dolores musculares que habitualmente se asocian con calambres y contracturas de los músculos afectados–, artralgias o dolores articulares, cefaleas, alteraciones del sueño y malestar que suele durar un día completo después de cualquier esfuerzo.

El diagnóstico del SFC no es, ni muchísimo menos, sencillo. En principio la tarea corresponde a los médicos de atención primaria o de medicina interna o a los especialistas en el ámbito de la inmunología. Para empezar, conviene y procede descartar otras dolencias o enfermedades, como la enfermedad de Addison, hipo- e hipertiroidismo, el síndrome de Cushing, la tiroiditis inmune, anemia, diabetes, infecciones por VIH, hepatitis, tuberculosis, esclerosis múltiple, lupus, artritis reumatoide, adicciones a sustancias psicotrópicas o problemas psiquiátricos.

No obstante, el diagnóstico que hoy se considera más fiable es el que responde a los Criterios canadienses formulados en 2005 por Carruthers y sus colaboradores y que se corresponden con cuatro puntos esenciales:

- Agotamiento extremo, en el que el paciente manifiesta por primera vez un importante grado de cansancio físico y mental inexplicable, un cansancio casi continuo y recurrente que reduce su capacidad para mantener lo que hasta entonces había sido su actividad o nivel de esfuerzo habitual.
- Un considerable malestar y agotamiento tras un esfuerzo, con manifestaciones de fatiga muscular y cognitiva, que lleva al empeoramiento de otros síntomas.
- Alteraciones del sueño que se manifiestan en descanso nocturno poco o nada reparador, alteraciones en el rito y cantidad del sueño, sueño invertido –puede dormir de día, pero le cuesta dormir por la noche– o sueño diurno caótico.
- La aparición de un número importante de mialgias, con dolores en músculos y articulaciones, o dolores de cabeza.

- Además, según estos criterios, el paciente puede manifestar trastornos como confusión y desorientación, problemas para mantener la concentración y atención, dificultades para procesar la información, inestabilidad o desorientación espacial, ataxias, debilidad muscular, problemas para focalizar o centrar la atención, fotofobia o hipersensibilidad al ruido, trastornos intestinales, incremento de la frecuencia urinaria, palpitaciones, trastornos respiratorios, inflamación de ganglios, dolor de garganta, estados gripales e infecciones recurrentes, aparición de nuevas alergias e intolerancia al frío, al calor o al estrés.

¿Qué causa o cuál es el origen del Síndrome de Fatiga Crónica (SFC)?

Como en el caso de la FM, en el SFC parece existir una predisposición genética que finalmente se activa por la acción de un virus, situaciones extremas de estrés o exposición a determinados agentes tóxicos, aunque lo más habitual es la combinación de todos los factores antedichos. Por otra parte, el hecho de que muchos de los síntomas estén relacionados con procesos inflamatorios apunta a la consideración del SFC como una enfermedad inmunitaria, idea que se refuerza ante la constatación en los pacientes de niveles altos de citocinas y bajos de células asesinas, y de alteraciones en la ribonucleasa y en la función de los linfocitos, lo que ante agresiones externas produce una disfunción inmunitaria que a su vez altera los sistemas endocrino y neurológico. Uno de los efectos más sensibles del estado alterado del sistema inmunológico se produce en el sistema digestivo, ya que la flora intestinal se ve fuertemente desequilibrada y agredida, por lo que se producen reacciones y desórdenes gastrointestinales como el «intestino demasiado poroso» o el «colon irritable».

LA AÚN DUDOSA HIPÓTESIS VÍRICA

En octubre de 2009 saltó a los medios la noticia de un hallazgo científico que parecía llamado a dar un giro radical en el conocimiento y posible tratamiento de enfermedades como el SFC y la FM, pero un año después se supo que todo había sido un espejismo.

Todo empezó cuando Daniel Peterson, director médico del Whittemore Peterson Institute (WPI), para enfermedades neuroinmunes de Reno, Nevada (Estados Unidos), descubrió algo tan extraordinario que inmediatamente fue recogido en la edición electrónica de la prestigiosísima revista científica *Science*. En esencia, el artículo informaba de que el equipo de Peterson había descubierto que un altísimo porcentaje de los pacientes de SFC tenían una infección en sus células sanguíneas por el virus xenotrópico de la leucemia murina (XMRV, por sus siglas en inglés), un retrovirus humano con enormes similitudes con el virus que provoca la leucemia en los ratones. Según el estudio, los pacientes de SFC tendrían cincuenta y cuatro veces más posibilidades de estar infectados por el virus XMRV que un ciudadano medio, conclusiones extraídas por el instituto Whittemore Peterson a partir de una muestra de doscientos pacientes enfermos de SFC, FM y esclerosis múltiple atípica analizados, de los que más de un 95 % estaban afectados por el virus.

Aquel hallazgo, de confirmarse, abría una puerta a la esperanza de un tratamiento eficaz y en plazo razonable para los enfermos de SFC y muy probablemente para el resto de enfermedades consideradas neuroinmunes, como la FM.

El XMRV es un gammavirus que hasta el momento se había estudiado en ratas y se desconocía que podía afectar a seres humanos. En los animales provoca desarreglos neurológicos, insuficiencia inmunológica, linfomas y leucemia. A partir del estudio de las nuevas investigaciones, el XMRV podría ser considerado como el tercer retrovirus humano e incluido en la familia del VIH, responsable del sida. Desde esta perspectiva, el XMRV no puede considerarse como el único responsable del SFC y de la FM, pero sí quizá la puerta de entrada o el caballo de Troya a través del cual cualquier otro virus o bacteria podrían atacar al organismo con cierta comodidad o reducido esfuerzo. Así funciona el VIH y así podría funcionar el XMRV, y así en definitiva se podría explicar por qué los virus del herpes como el Epstein-Barr (VEB) que podemos ver en la página siguiente y

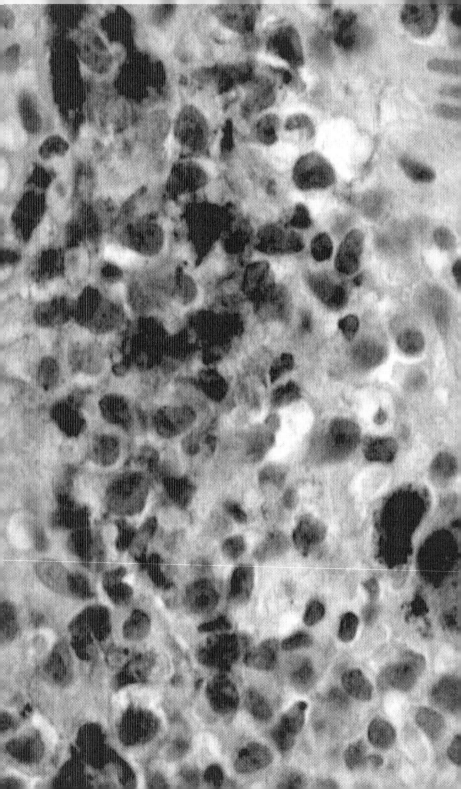

el citomegalovirus (CMV) se suelen asociar con FM y SFC. Todo ello, de confirmarse, abriría el camino y la esperanza a tratamientos retrovirales.

Añadiendo un punto más a la posible comprensión de su mecanismo de acción, la doctora Judy Mikovits, directora de Investigación del Whittemore Peterson Institute, cree que el XMRV podría mantenerse «dormido» o en *stand by* hasta tener la oportunidad de activarse como consecuencia del estrés, el cortisol o un alto nivel de citocinas inflamatorias.

Sin embargo, a finales de 2010, un nuevo estudio vino a poner en duda la teoría de que el XMRV pudiera ser el responsable del SFC. El equipo científico dirigido por el profesor Greg Towers, investigador del Wellcome Trust Sanger Institute, la Universidad de Oxford y el University College de Londres, llegó a la conclusión de que el descubrimiento del año anterior debió ser un «falso positivo» causado por contaminación en el laboratorio y de que, aunque el SFC puede ser causado por un virus, este no sería el XMRV. Tales conclusiones se publicaron en la también muy prestigiosa revista científica *Retrovirology*.

En esta misma línea, el profesor Tim Peto, especialista en enfermedades infecciosas de la Universidad de Oxford, señala que la investigación original publicada en *Science* fue una gran sorpresa para los expertos:

Nos quedamos todos sorprendidos cuando se sugirió por primera vez que el XMRV estaba vinculado al Síndrome de Fatiga Crónica y fue imperativo llevar a cabo más estudios para ver si podían confirmarse esos hallazgos [...] Ha habido varios intentos pero ninguno ha logrado encontrar el retrovirus en otras muestras, y esta investigación revela que, de hecho, el XMRV es probablemente una contaminación del ADN de ratón [...] Estos últimos hallazgos confirman la evidencia y ahora parece muy, pero muy poco probable que el XMRV esté vinculado al Síndrome de Fatiga Crónica.

Pero el debate parece que aún no está ni mucho menos cerrado, porque el 1 de febrero de 2011 la edición *on-line* de la revista científica *Proceedings of the National Academy of Sciences* publicaba una nueva investigación, en este caso de miembros del centro de la Food and Drug Administration (Estados Unidos) para evaluaciones e investigaciones biológicas y el National Institutes of Health Clinical Center (Bethesda, Maryland [Estados Unidos]), en colaboración con un médico científico de la Facultad de Medicina de Harvard, en la que se daba cuenta del hallazgo de secuencias de genes relacionados con virus murinos de leucemia (MLV por sus siglas en inglés, un tipo de retrovirus del que se sabe que causa cáncer en ratones) en el 87 % de las muestras de sangre de treinta y siete pacientes con SFC y en el 7 % de cuarenta y cuatro donantes sanos de sangre. Dicho estudio vendría a apoyar la hipótesis que apuntaba al protagonismo del XMRV, variante genética del virus estilo MLV, en la sangre de personas con SFC y la fuerte asociación entre el diagnóstico del SFC y la presencia de secuencias de genes de virus estilo MLV en la sangre.

Durante años se pensó, y no son pocos los que aún lo piensan, que el SFC sólo estaba en las mentes de los que la padecían, pero aunque las pruebas en contra de esta idea ya eran numerosas, la confirmación biológica llegó en febrero de 2011. Un grupo de investigadores de la Universidad de Medicina y Odontología de Nueva Jersey (Estados Unidos), dirigido por el doctor Schutzer, confirmó haber encontrado más de setecientas proteínas únicas en el líquido cefalorraquídeo de las personas que sufren el SFC, un descubrimiento que puede demostrar que la dolencia de la que se burlan muchos es real, según el informe de la citada universidad.

La investigación consistió en analizar el líquido espinal –lo que Schutzer llama «una ventana líquida del cerebro»– de tres grupos de individuos: uno de los grupos estaba formado por enfermos de SFC, otro por pacientes de la enfermedad de Lyme y un tercero, de control, constituido por personas sanas. En cada uno de los grupos se encontraron más de 2.500 proteínas detectables, de las que 738 solamente fueron identificadas en el grupo de SFC, no por tanto en los otros dos grupos.

El estudio demuestra la realidad del SFC de manera biológica e irrefutable, pero además avanza que la enfermedad implica al sistema nervioso central y que las anomalías en las proteínas del sistema son causa y efecto de la enfermedad. Según Schutzer:

Las proteínas del líquido espinal probablemente se podrán utilizar como marcador de la enfermedad, y este estudio proporciona un punto de salida para investigaciones en esta área. Uno de los siguientes pasos será encontrar los mejores biomarcadores que darán resultados diagnósticos concluyentes. Además, si se constata que una vía de proteínas influye en estas enfermedades, los científicos podrían desarrollar tratamientos para dirigir esta vía particular.

CUÁNTOS Y QUIÉNES PADECEN EL SFC Y CÓMO SE PADECE

Hasta hace muy poco, como señalamos anteriormente, se estimaba que el SFC afectaba a un 0,5 % de la población, pero en 2007 y tras un amplio estudio realizado por los Centros para el Control y la Prevención de Enfermedades (CDC, por sus siglas en inglés) de Atlanta, Estados Unidos, se sugiere que el porcentaje real debe situarse nada menos que en el 2,54 %. El doctor Fernández-Solá, coordinador de la Unidad de Fatiga Crónica del Servicio de Medicina Interna en el Hospital Clínic-IDIBAPS de Barcelona y profesor asociado de Medicina en la Universidad de Barcelona, siguiendo los criterios establecidos en distintos estudios epidemiológicos como el de Wichita (Estados Unidos), que estiman una afectación poblacional prevista de un caso por cada mil habitantes, la cifra de personas con SFC en España rondaría las cuarenta mil, de las que ya se habría diagnosticado aproximadamente a la mitad. Fernández-Solá sostiene que:

El inicio de la enfermedad se produce de una manera aguda en personas previamente sanas, entre la segunda y la cuarta décadas de la vida, y afecta más a las mujeres que a los varones, entre 3 y 5 veces más. Es curiosa la mayor incidencia de SFC entre el personal sanitario o con actividades de relación pública o social o con elevada movilidad, hecho que hace pensar en la posible implicación epidemiológica de los virus y factores tóxicos o ambientales en su desencadenamiento. También llama la atención su menor incidencia en edades extremas de la vida, como sucede con la mayor parte de enfermedades de origen inflamatorio o autoinmune.

El SFC reduce la actividad del enfermo entre el 50 % y el 80 % de su capacidad y la sintomatología incluye sensación de gripe, pérdidas notables de concentración y memoria, dolores articulares y musculares, alteraciones del sueño, dolor de garganta y aparición de ganglios, incapacidad para mantenerse en pie, sensación febril y aturdimiento. Como dicen Valverde, Markez y Visiers: «En resumen, una persona de 40 años con el SFC-EM puede fácilmente sentirse como un inválido de 80 años».

4

UN PRIMER ABORDAJE

PARA EMPEZAR, UNA SEROLOGÍA VÍRICA

El doctor José Vázquez, licenciado en Farmacia, formulador de productos terapéuticos y complementos nutricionales emblemáticos y presidente de la Plataforma para la Defensa de la Salud Natural, considera que lo primero que debe hacer un paciente al que se le ha diagnosticado FM o SFC es comprobar, mediante la oportuna serología, si tiene activado el VEB o el CMV, para en su caso proceder a un tratamiento antiviral adecuado y que garantice que el paciente no verá agravados los síntomas propios de las dolencias de referencia. El VEB es un virus de la familia de los herpesvirus que representa la mayor causa de mononucleosis aguda infecciosa, un síndrome caracterizado por fatiga extrema, fiebre, irritación de garganta e inflamación de las glándulas linfáticas. Por su parte, el CMV, otra forma de herpesvirus que en humanos se conoce como herpesvirus humano 5

(HHV-5, por sus siglas en inglés), suele atacar a las glándulas salivales y puede representar un gravísimo riesgo para los pacientes que manifiestan inmunodeficiencia o cuyo sistema inmunitario está deprimido.

Tras muchos años de experiencia en el tratamiento de estas enfermedades, el doctor Vázquez estima que haciendo un total de los pacientes de FM y SFC, probablemente cerca del 90 % presentan un problema de VEB o de CMV, lo que puede resultar crucial a la hora de emprender un tratamiento de FM o SFC, tanto para eliminar de partida esos problemas añadidos como para evitar que cualquier otro tratamiento interfiera en la evolución de las dolencias.

En este punto es fundamental recurrir a la microinmunoterapia, basada en el uso de sustancias inmunocompetentes en dosis homeopáticas. Como señalan Valverde, Markez y Visiers: «La microinmunoterapia tiene como objetivos modular el sistema inmunitario utilizando reguladores inmunológicos y contrarrestar las causas de la enfermedad gracias al papel clave que juegan los ácidos nucleicos específicos. Estas dos acciones se combinan para proporcionar un tratamiento efectivo, suave y sin efectos adversos». Es decir, actúan como tratamientos antiinflamatorios, reequilibrando el sistema inmunitario y tomando el agente patógeno –VEB, CMV, toxoplasmosis, virus de las hepatitis A, B, C y D y virus varicela-zóster– como diana.

EL IMPACTO DE LA FIBROMIALGIA Y EL SÍNDROME DE FATIGA CRÓNICA EN LOS PACIENTES Y EN SU ENTORNO

Aunque, como ya se ha dicho, tanto la FM como el SFC hace años que se han reconocido oficialmente como enfermedades, el desconocimiento y la banalidad generalizada que impera en las sociedades occidentales desarrolladas provocan, con harta frecuencia, la incomprensión e insolidaridad del entorno del paciente. De hecho, aún son muchos los profesionales, divulgadores mediáticos y, por supuesto, población en general que dudan de la realidad de estas dolencias.

Es el caso del biólogo, bioquímico y periodista alemán Jörg Blech, quien en su libro *Los inventores de enfermedades: cómo nos convierten en pacientes* convertido en *best-seller,* incluye estas dolencias en el apartado de «no enfermedades» o enfermedades inventadas. Según él, las «nuevas dolencias» manifiestan el empeño de los médicos en encontrar un diagnóstico adecuado para cada paciente y así, dice, los dolores generalizados se convierten «en un misterioso reumatismo de las partes blandas llamado "fibromialgia". Esta dolencia, observada prácticamente sólo en las mujeres, contrariamente a lo que su nombre sugiere –'fibra', del latín *myos,* 'músculo' en griego y *algos,* 'dolor' en griego–, no presenta ningún tipo de cambios relevantes en los músculos y los tendones».

¿Cómo se tratan la Fibromialgia y el Síndrome de Fatiga Crónica?

Hoy por hoy no existe tratamiento curativo alguno para la FM ni para el SFC y la experiencia acumulada demuestra que cuantos más medicamentos consuma el paciente peor es el pronóstico, de manera que para mejorar más o menos discretamente, lo que el «estado del arte» recomienda es evitar el consumo de fármacos de síntesis y de cualquier otro producto que prometa «curar»; eliminar la mayor parte posible de productos químicos en el hogar y en los alimentos, con especial atención e interés hacia una cesta de la compra «bio» o «eco» de la que luego se hablará; ejercicios suaves como el taichí o el yoga; terapias psicológicas para sobrellevar mejor, en lo posible, la enfermedad; modificar los hábitos dietéticos, reconduciéndolos hacia alternativas saludables y, sobre todo y en la línea que este libro pretende promover, añadir a la dieta suplementos o complementos nutricionales propuestos por distintas investigaciones, estudios y prácticas clínicas, los cuales, aunque en su versión más optimista han demostrado resultar efectivos para mejorar la calidad de vida de los pacientes de FM y SFC, en el peor y más sombrío de los escenarios no le ocasionarán indeseables efectos secundarios, cumpliendo así el precepto más o menos hipocrático de *primum non nocere,* 'lo primero o ante todo no hacer daño'.

5

LA CLAVE PUEDE
ESTAR EN LA DIETA

LA TRASCENDENCIA DE LA DIETA EN EL TRATAMIENTO DE LA FIBROMIALGIA Y EL SÍNDROME DE FATIGA CRÓNICA

Evidentemente, y aunque más adelante se matizará el aserto, una dieta equilibrada y variada es fundamental a la hora de abordar los problemas derivados de estas dos enfermedades.

Para Luis Quevedo, licenciado en Biotecnología y guionista del programa televisivo *Redes:* «Con el control de la dieta perseguimos dos objetivos principales. De una parte rebajar el estrés que supone el sobrepeso para el aparato locomotor y que pueda traducirse en un incremento del dolor o la sensación de malestar [...] Por otra, evitando algunos alimentos y potenciando el consumo de otros podemos influir en el equilibrio bioquímico de nuestro cuerpo y así modular las respuestas a elementos como el dolor y las inflamaciones».

En una detallada revisión de artículos científicos publicados en MEDLINE desde 1998 hasta

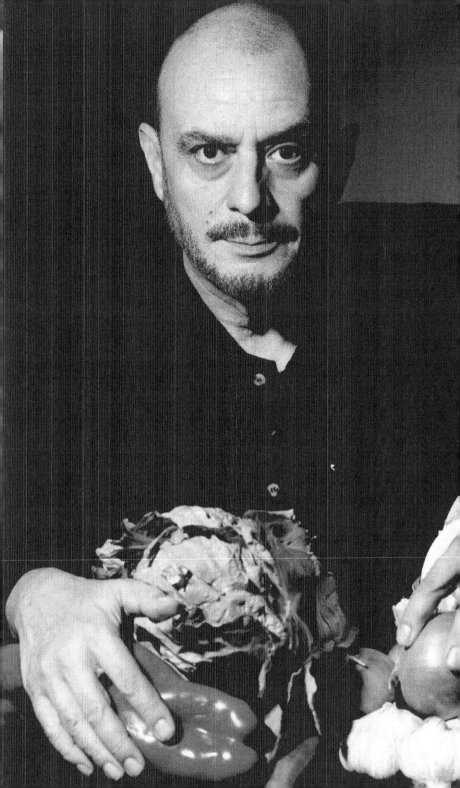

2008, Laura Isabel Arranz Iglesias, profesora asociada en el Departamento de Nutrición y Bromatología de la Facultad de Farmacia de la Universidad de Barcelona y responsable del área técnica en la Asociación de Empresas de Dietéticos y Complementos Alimenticios, extrajo conclusiones y datos significativos respecto al tratamiento nutricional de ambas dolencias, como los beneficios de una alimentación rica en antioxidantes y productos vegetales no cocinados; la conveniencia de la eliminación en la dieta de los aditivos glutamato monosódico (E-621) y aspartamo (E-951), que tomados en exceso podrían actuar como toxinas del sistema nervioso; distintas constataciones de déficits de magnesio, yodo –sobre el que existe la hipótesis de que provocaría disfunción de tiroides en los parámetros bioquímicos T3, T4 y TSH–, hierro, selenio, cinc, vitamina D, triptófano, aminoácidos de cadena ramificada y melatonina; la posible relevancia de oligoelementos implicados en las defensas antioxidantes, como el selenio, el cinc o el magnesio, y el éxito en el tratamiento de síntomas como el dolor, la fatiga, la rigidez y la calidad general de vida de suplementos nutricionales –aunque relativizado por Arranz debido a que los resultados no son suficientes y los parámetros no se evaluaron igual en todas las investigaciones– como la coenzima Q-10, el ginkgo biloba, la vitamina C, la acetil-L-carnitina, el alga *Chlorella pyreneidosa,* el 5-hidroxitriptófano y el hidrolizado de colágeno.

LA DIETA NO ES SUFICIENTE O EL POR QUÉ DE LA NECESIDAD DE TOMAR SUPLEMENTOS NUTRICIONALES

En mi libro *La Fórmula Almodóvar*, publicado por esta misma editorial Nowtilus en 2009, señalaba el por qué hoy resulta imprescindible recurrir a los suplementos nutricionales a la hora de abordar el tratamiento de cualquier dolencia o simplemente para garantizar un buen estado de salud general y calidad de vida, más allá de la necesidad de practicar una dieta equilibrada, correcta y variada; un planteamiento en el que abunda y que subraya la doctora Paloma Sánchez: «Esta extendida opinión de que si se come "correctamente" no hacen falta suplementos nutricionales es un completo error en la actualidad».

Pero quizá, y antes de entrar en esas razones que siguen estando lógicamente vigentes, convendría hacer un inciso y empezar diciendo que el paradigma de la nutrición equilibrada, proyectado hoy en la dieta mediterránea, mundialmente afamada y recientemente reconocida y avalada por la UNESCO como Patrimonio Inmaterial de la Humanidad, cada vez se manifiesta más como un espejismo o una utopía inalcanzable.

A primeros de marzo de 2011, la Agencia Española de Seguridad Alimentaria y Nutrición (AESAN) presentó los resultados de la primera Encuesta Nacional de Ingesta Dietética en España (ENIDE), elaborada entre tres mil ciudadanos con edades comprendidas entre 18 y 65 años. Se trata de una investigación que vuelve a poner de manifiesto que los españoles están abandonando la dieta mediterránea.

De las 2.482 kilocalorías que se consumen de media diariamente, un 40,2 % procede de la ingesta de grasas, un 16 % son proteínas y un 41,1 %, hidratos de carbono. El problema, pues, no es la cifra de kilocalorías, que está dentro de los límites recomendables, sino que se ingieren de forma desequilibrada, de manera que la cantidad de lípidos y proteínas presentes en los productos cárnicos excede a la recomendada, mientras que la de hidratos, que se encuentran en cereales, patatas, arroz, pan y en la pasta, es singularmente inferior a lo deseable.

Otro de los datos preocupantes que se extraían de la encuesta es el del bajo consumo de frutas, verduras, hortalizas y legumbres. Sólo el 37,8 % de la población consume fruta diariamente y sólo el 43 % incluye algún tipo de verdura en su dieta diaria, a lo que se añade el hecho de que la media de población que sí consume frutas y verduras lo hace de forma insuficiente. En cuanto a las legumbres, un 5 % de la población no las consume nunca, a pesar de que es recomendable hacerlo un par de veces por semana.

La encuesta también evidenciaba el crecimiento de la obesidad, que ya padece un 56 % de la población adulta.

Finalmente y en positivo, por poco que este sea, de los datos sobre la dieta de los españoles se deduce que la media sí consume pescado en las cantidades recomendadas y que estamos correctamente hidratados.

Pero volviendo al hilo del discurso y a los planteamientos de *La Fórmula Almodóvar,* ofrecía allí tres razones que, por otra parte y habitualmente, se combinan: en primer lugar porque a partir de cierta edad decrece bruscamente la producción de determinadas sustancias que fabrica nuestro organismo; en segundo, porque los alimentos ya no poseen la cantidad de nutrientes que les eran propias, y, finalmente, porque en las últimas décadas se han modificado sustancialmente los hábitos dietéticos y los usos gastronómicos.

Respecto al primer punto, hay poco que explicar. El paso del tiempo, los años, van pasando factura y la producción de ciertas sustancias fundamentales, como son la melatonina o la coenzima Q-10, cae en picado. Es necesario entonces proporcionarle una ayuda suplementaria al organismo, aportándole aquello en lo que ha empezado a ser deficitario.

En cuanto a la segunda razón, la evidencia demuestra que la sobreexplotación del suelo agrícola, los cultivos forzados –bajo plástico, hidropónicos, etc.–, el uso de plaguicidas, pesticidas y abonos químicos, la producción ganadera completamente alejada de la práctica natural –ruptura de los ciclos biológicos y circadianos de los animales, piensos artificiales, tratamiento farmacológico, etc.–, la contaminación ambiental y otro sinfín de causas han hecho que los alimentos se hayan ido vaciando de nutrientes, vitaminas y minerales. Así, un kiwi de cultivo forzado e hidropónico no tiene ni una mínima parte de la vitamina C que figura en los manuales y tablas al uso, ni un tomate, por las mismas o similares razones, ofrece el aporte de licopeno que debiera; la yema de un huevo puesto por una gallina recluida en una granja sin ciclo día/noche y alimentada con pienso artificial carece prácticamente de la colina que se le supone; la carne de vacuno ya no aporta el ácido linoleico conjugado (CLA) que tuvo en los tiempos en los que el ganado pastaba en las verdes praderas. Ya en 1998 la Academia Nacional de Ciencias norteamericana constató que la dieta de los estadounidenses no aporta ni las vitaminas ni los nutrientes necesarios para garantizar una buena salud. Otros estudios de amplio calado, realizados en Francia y Holanda, coinciden en subrayar que, actualmente, ni tan siquiera una dieta variada y equilibrada de corte mediterráneo suele proporcionar los aportes necesarios de nutrientes fundamentales.

Respecto al último punto, los cambios en los gustos gastronómicos han eliminado de la dieta algunas de las sustancias nutritivas que hace un tiempo estaban presentes. Es el caso de la fosfatidilserina –implicada en el buen funcionamiento cerebral, la memoria y las capacidades cognitivas–, que antes se incorporaba al organismo a través de los sesos de cordero o de cerdo, que se consumían hasta dos o tres veces por semana y que, poco a poco y con la puntilla final del mal de las vacas locas, fueron desapareciendo de la dieta española; es el caso de los omega-3 (protectores frente a lesiones cardiovasculares, antiinflamatorios, fundamentales en el desarrollo neural del feto y un larguísimo etcétera de saludables beneficios que se verán en el capítulo correspondiente), que no hace tanto se incorporaban habitualmente a la cena de sardinas en lata y que con la prosperidad económica y el «nuevorriquismo» se han ido dejando a un lado; es el caso, para terminar en algún ejemplo, del magnesio (fundamental para la función normal del calcio y de algunas enzimas imprescindibles para el aprovechamiento de la energía) que contenía el chocolate a la taza que durante siglos y para tantas generaciones de españoles fue desayuno y merienda ideal.

Capítulo aparte dentro de este último punto merecería la extraordinaria aceptación popular de la comida preparada y la llamada «comida basura», tan rica en grasas saturadas y «trans», auténticas bombas de colesterol, y toda suerte –mala suerte– de conservantes, colorantes, potenciadores de sabor –con el glutamato monosódico a la cabeza–, espesantes y todo un largo rosario de –antes que, además de no nutrir, suelen hacerle flacos favores a nuestra salud.

De todo esto se deduce que para ingerir la suficiente cantidad de nutrientes y sustancias de efectos saludables y terapéuticos, más allá de una dieta variada y equilibrada, es preciso, por supuesto y descontado, recurrir a suplementos nutricionales que los contengan.

Sin embargo, «la doctrina oficial» se empeña en relativizar y hasta ningunear la importancia de los suplementos y se empecina en remitir la terapia nutricional a una dieta bien equilibrada y suficientemente variada. Volviendo a la doctora Gómez:

Al parecer, a la clase médica le cuesta comprender que hoy la mayoría de los vegetales, frutas y cereales se cultivan en terrenos carentes ya de todo nutriente natural y que han sido fertilizados de forma química; estos fertilizantes artificiales no reemplazan en absoluto los minerales requeridos en la nutrición humana y, por otro lado, los diferentes procesos de conservación y cocinado a que sometemos los alimentos acaban asimismo por privarlos totalmente de su aporte vitamínico.

Paloma se anima y llega mucho más lejos:

De acuerdo con un reciente estudio publicado en *The American Journal of Clinical Nutrition,* los médicos occidentales no son sólo unos ignorantes en cuanto a nutrición, sino que su arrogancia obstaculiza la educación nutricional de la población. La mayoría de los médicos interpelados en este estudio acerca de las vitaminas y minerales pensaban que lo mejor era «comer bien», llevar «una dieta completa y variada», o como dice el refrán, «las mejores vitaminas, jamón y gallina».

LA DIETA SUPLEMENTADA DEL DOCTOR VÁZQUEZ

José Luis Vázquez (www.doctorjoseluisvazquez.com), licenciado en Farmacia, doctor en Homeopatía, inspector farmacéutico, miembro activo

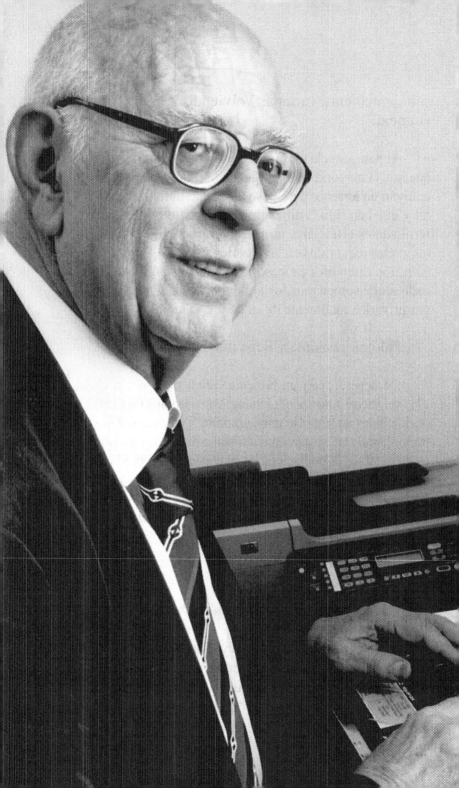

del Congreso Internacional de Farmacéuticos Homeópatas (Bruselas), presidente de la Plataforma para la Defensa de la Salud Natural de España, secretario de la Asociación Española de Microinmunoterapia y autor, entre otros, de los libros *Sales de la vida, las biosales de Schüssler, Las plantas cuidan tu salud, Homeopatía y terapias afines* y *Cáncer y oligoterapia*, además de premio a la Investigación y Desarrollo de la Medicina Natural en 1996, sostiene que para tratar la FM y el SFC hay que eliminar de la dieta la leche animal, las harinas refinadas, el azúcar refinado, las grasas animales, el alcohol, el café, las carnes rojas y todos los aceites excepto el de oliva, al tiempo que recomienda el consumo e incorporación cotidiana a la dieta del aceite de oliva, las harinas integrales, las legumbres, las verduras crucíferas (col, brécol, coliflor, coles de Bruselas, etc.), los cítricos, los frutos rojos (frambuesa, fresa, mora, arándano, etc.), las leches vegetales, la cúrcuma, los ácidos grasos omega-3 (pescado azul y nueces), y los alimentos ricos en selenio (avena, arroz integral y melocotones).

Además de este modelo dietético general, el doctor Vázquez recomienda tres suplementos nutricionales: Mas Omega y Coral Cart, ambos formulados por el propio doctor Vázquez y distribuidos por los laboratorios Mahen.

Mas Omega es un aceite rico en ácidos grasos omega-3 obtenido del aceite de salmón, con ácido docosapentaenoico (DPA) de síntesis. Según Vázquez, este suplemento «contiene omega-3 y omega-6 perfectamente equilibrados, con la garantía de

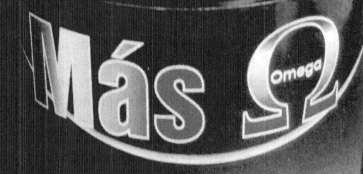

total asimilación por nuestro organismo, a lo que se suma la acción del DPA, del que Mas Omega aporta un 21 %, hasta diez veces más que el resto de aceites del mercado».

En cuanto a Coral Cart, se trata de un compuesto a base de calcio de coral marino, cartílago de tiburón, vitamina C y extracto de sauce. Respecto al calcio de este producto, Vázquez afirma:

El coral sango de la isla japonesa de Okinawa presenta una composición orgánica idéntica a la del esqueleto humano, incluyendo la hormona calcitonina, lo que, a diferencia del calcio inorgánico y del sintético, le proporciona una mucho mejor absorción por nuestro organismo –85 % frente al 5 %– y presencia en sangre casi inmediata, frente a las veinte horas que tardan los calcios inorgánicos y los sintéticos. Además del calcio, el coral marino contiene hasta setenta y cuatro componentes importantes, como magnesio, cromo, cinc, selenio, yodo, bromo, molibdeno, cobre, níquel, sodio, potasio, vanadio, rubidio, cesio, y vitaminas D_3, C, y E.

El segundo componente fundamental del producto, cartílago de tiburón, presenta una potente acción analgésica o nociceptiva basada en su participación en la fase de liberación local de mediadores (histamina, serotonina, prostaglandinas y bradiquinina). A las anteriores propiedades se añaden las de la vitamina C, que interviene en la formación y estructuración del colágeno e incrementa la respuesta inmunológica ante las infecciones, estimulando la formación de inmunoglobulinas, así como la histamina; y las del sauce que, debido a su contenido en salicina, ofrece unas marcadas propiedades antitérmicas, espasmolíticas, analgésicas, antiinflamatorias, antirreumáticas y ligeramente sedantes.

Por último y en el terreno de la homeopatía, el doctor Vázquez recomienda la Sal de Schüssler n.º 5, fosfato de potasio o *Kali phosphórica*, que parece importante para el buen funcionamiento de las células cerebrales, nerviosas y musculares, y cuyo déficit produce una marcada hipofunción acompañada de trastornos psíquicos y pérdida de memoria, por lo que está indicada en el tratamiento de enfermedades que, como la FM y el SFC, se manifiestan en agotamiento psicofísico, nerviosismo, ansiedad, insomnio, depresión, melancolía, apatía intelectual y pérdida de memoria, debilidad muscular con lumbalgias y paresias.

Volver a quererse y el abordaje nutricional de Elena Pérez

Elena Pérez Martínez es licenciada en Ciencias Biológicas, con especialidades en Bioquímica, Biología Molecular y también en Alimentación y Nutrición Aplicada por la Escuela Nacional de Sanidad del Instituto Carlos III.

Toda su carrera profesional ha estado vinculada al sector de la alimentación y de la nutrición, mediante programas educativos para la mejora de hábitos alimentarios de la población y la seguridad alimentaria en el hogar.

A la hora de abordar el problema de la FM y el SFC desde un punto de vista nutricional, esta especialista empieza a deslizar sus argumentos por senderos afectivos:

Hemos dejado de querernos. Es triste pero es así. Antes se luchaba por la comida y por conseguir alimentos para seguir adelante; ahora se lucha para que los que te rodean no te «coman» y poder sobrevivir. Una sociedad donde aumenta el miedo al rechazo y al fracaso, una sociedad con escasos o nulos valores, irremediablemente será una sociedad enferma en muchos y muy variados aspectos. Cada colectivo humano tiene su manera concreta de enfermar, y en el nuestro la pérdida de hábitos, tradiciones y estilos de vida que nos han permitido alcanzar una esperanza de vida como la actual nos está obligando a buscar otras alternativas para sobrevivir con una aceptable calidad de vida, el tiempo que la medicina y los avances nos deparen.

Ahora, el estrés, los caprichosos e irreflexivos excesos en la bebida o en la comida, las urgencias y prisas, los nuevos alimentos, los envases, los aditivos alimentarios, los cambios en la alimentación, que van creciendo en alimentos ricos en harinas y azúcares refinados y disminuyendo el consumo de frutas, verduras, cereales integrales, frutos secos, legumbres y pescado, hacen que aparezcan más frecuentemente enfermedades crónicas que en muchos casos son de origen desconocido y de difícil diagnóstico y tratamiento, pero probablemente perfectamente evitables con una correcta nutrición. La FM y el SFC tienen un enorme impacto en la calidad de

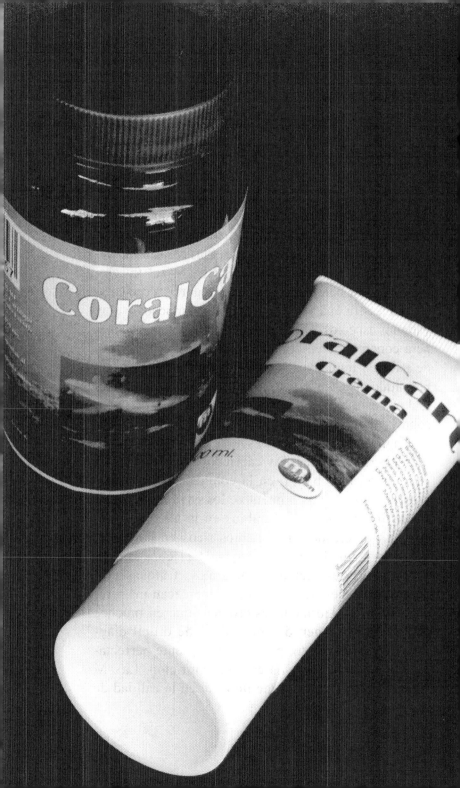

vida de las personas que los padecen y ven reducida su funcionalidad y su capacidad de llevar a cabo sus actividades cotidianas.

Para ayudar a controlar estas dolencias, Elena Pérez recomienda aumentar el consumo de alimentos antioxidantes que puedan combatir el estrés oxidativo de los radicales libres que dañan los tejidos y sus funciones, provocando dolores articulares y otras disfunciones orgánicas.

En este grupo figurarían alimentos como el ajo, rico en alicina; fresas, frambuesas, cerezas, uvas, kiwi y arándanos, que contienen ácido elágico, con propiedades antioxidantes y hemostáticas, y antocianos, un grupo de pigmentos flavonoides hidrosolubles; pimientos y chile, generosos en capsaicina, un poderoso antioxidante; zanahoria, papaya y espinacas, con abundantes carotenoides precursores de la vitamina A, que actúan como nutrientes antioxidantes; té verde, por su alto contenido en catequinas y polifenoles, que además de como antioxidantes actúan como activadores del metabolismo; germen de trigo, levadura de cerveza, pipas de calabaza o girasol, ostras, legumbres y frutos secos, que aportan cinc, cobre, azufre y selenio; coles, brécol, calabaza, nabos y berros, ricos en hesperidina, que combina su efecto antioxidante con la acción diurética y antihipertensiva; tomate y salsa de tomate, que contienen licopeno; cebolla roja y manzana, por su aporte de quercetina, un potente antioxidante; cítricos, piña, alfalfa germinada, pimientos y espinacas, como suministradores de

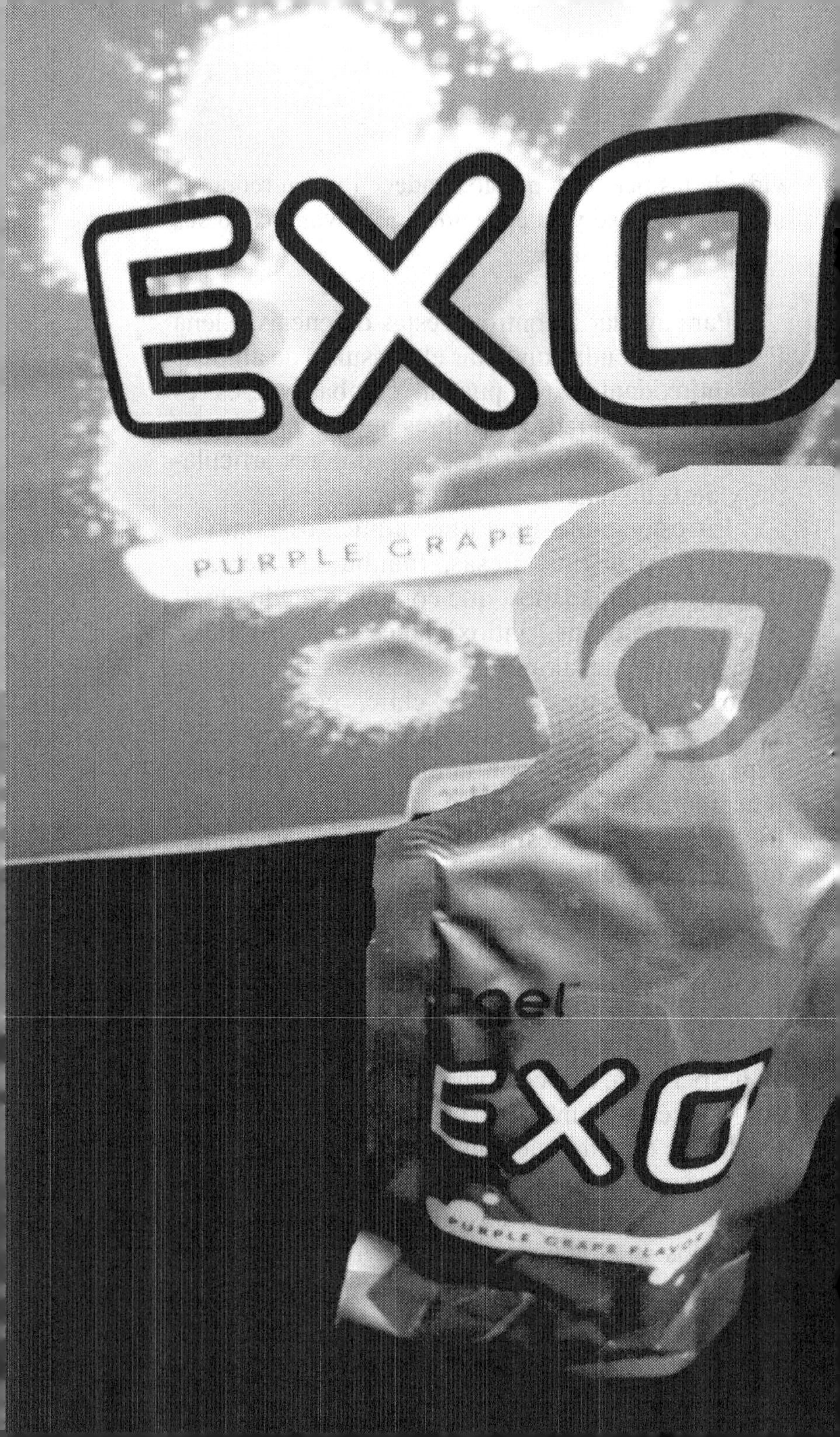
EXO
PURPLE GRAPE
EXO
PURPLE GRAPE

vitamina C, y por último aguacate, nueces, maíz, aceites vegetales y de nuevo germen de trigo, como fuentes de vitamina E, el más clásico de los antioxidantes, que protege a las células de agresiones externas como la contaminación, los pesticidas o el humo del tabaco, y pieza clave del metabolismo celular.

Como alternativa saludable para complementar las dietas poco variadas o escasas en estos nutrientes, propone complementos nutricionales de la firma Agel, entre los que, para empezar, recomienda agelEXO, un cóctel de frutas y plantas exóticas que proporcionan una gran cantidad de antioxidantes naturales y que, según la doctora, son: «seguros y activos gracias a su biodisponibilidad al estar suspendidos en gel».

También recomienda la posibilidad de suplementar con Q-10, considerando que los enfermos de FM y SFC suelen tener alterada la distribución de esta coenzima. Y a efectos de combatir la depresión, el estrés, la ansiedad, los trastornos de sueño y la inestabilidad emocional que de ello se deriva, considera que podría ser una ayuda suplementar con agelOHM, un producto formulado a base de tres plantas adaptógenas, la esquizandra, la *Rhodiola rosea* y el *Panax ginseng,* más taurina, inositol, una amplia gama de vitaminas del grupo B, cromo, vanadio y vinagre de manzana.

Para revertir los procesos inflamatorios y así reducir los procesos dolorosos relacionados con los síntomas de FM y SFC, considera que la dieta de estos pacientes ha de ser muy generosa en omega-3: «La inflamación está regulada por unas

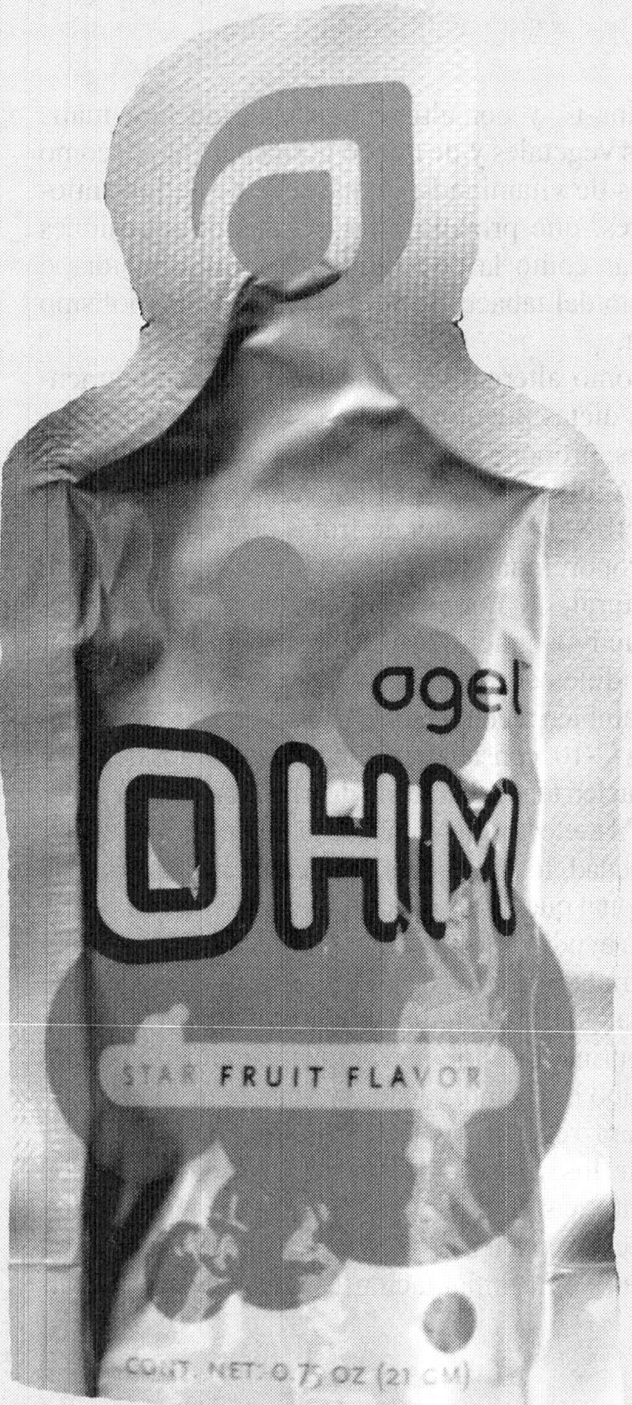
agel
OHM
FRUIT FLAVOR

sustancias llamadas prostaglandinas cuyo control depende del aporte de ácidos grasos esenciales omega-6 y omega-3, pero habitualmente se detecta un gran desequilibrio entre ambos, que viene a oscilar entre 30 a 1 y 100 a 1, cuando el máximo recomendado para mantener la inflamación y otras funciones en armonía es 4 a 1. Para volver a equilibrar la balanza debemos aumentar el consumo de alimentos ricos en omega-3 como algas, pescado azul como salmón, atún, caballa, sardina y arenque, o bien complementando la dieta con complementos nutricionales de total confianza y eficacia libres de metales pesados». Si este equilibrio no se consigue con la dieta, la doctora Pérez considera que complementarla con agelOM3 podría ser una buena alternativa.

En cuanto a los problemas del aparato digestivo, los desequilibrios en la flora intestinal pueden provocar un crecimiento exagerado de *Candidas* (levaduras), que en su opinión «pueden producir hasta setenta y nueve productos tóxicos y contribuyen a las cada vez más frecuentes alteraciones del sistema inmune y otros problemas de salud». Recomienda la inclusión en la dieta de algas pardas ricas en fucoidan y alimentos ricos en fibra, entre los que conviene destacar los siguientes: cereales integrales, especialmente avena, que es además rica en hierro y que debe tomarse con zumo de naranja para que su vitamina C mejore la absorción de este mineral; remolacha, que añade a la fibra potasio y magnesio; uvas pasas, bajas en grasa y en sodio y ricas en fibra, potasio y antioxidantes; algas, que a

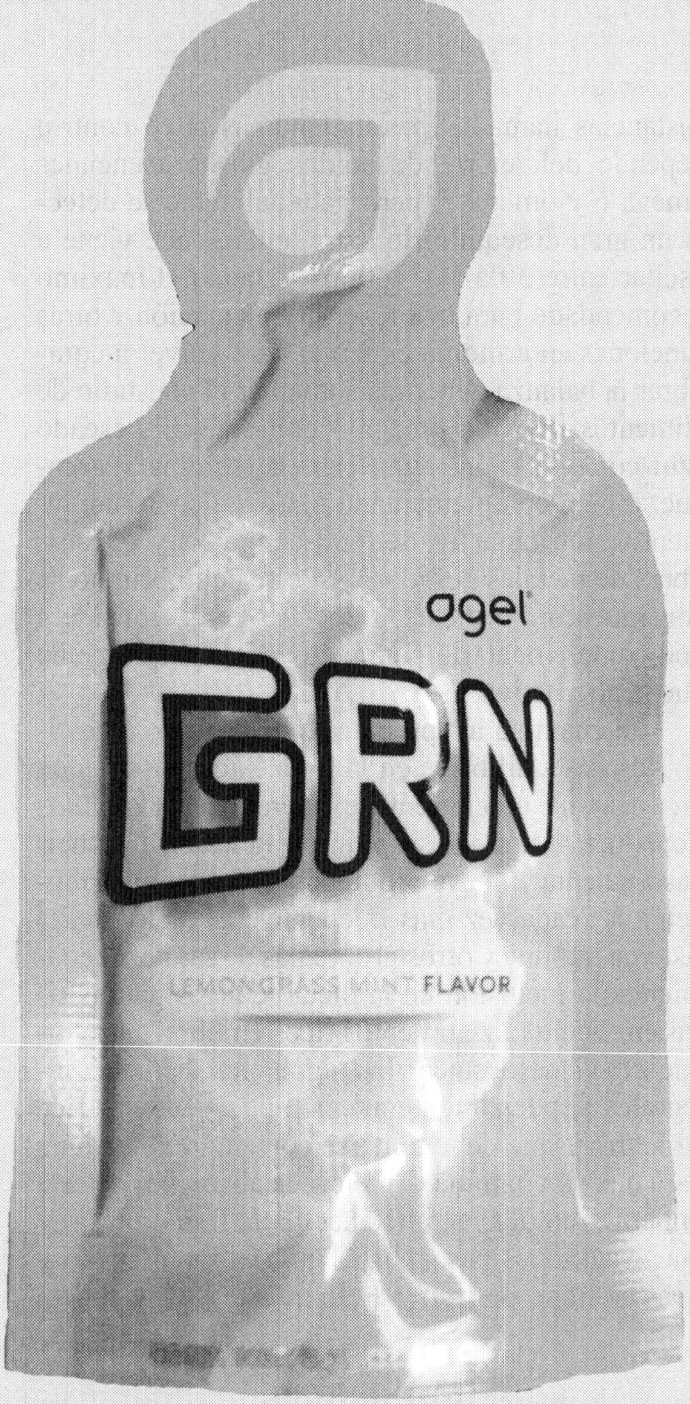
agel
GRN
LEMONGRASS MINT FLAVOR

la fibra suman sus virtudes depurativas y riqueza mineral; manzanas, almendras, anacardos, avellanas, nueces y pistachos, y todo tipo de legumbres, sobre todo lentejas, garbanzos y frijoles, que al tiempo que suministran fibra, aportan minerales y proteínas vegetales de alta calidad, especialmente si se combinan con cereales.

Para ayudar a cubrir estas necesidades y abordar saludablemente este conjunto de problemas, recomienda dos suplementos nutricionales del mismo laboratorio Agel: UMI y GRN.

UMI, que significa 'mar' en japonés, es un extracto del alga parda *Laminaria japonica,* muy rica en fucoidan, y vinagre de manzana. Por lo que se refiere a GRN, se trata de un poderoso depurativo y desintoxicante a base de las algas *Chlorella vulgaris* y espirulina; espinaca, rica en beta-caroteno, luteína y xantano, además de vitaminas, minerales y fitonutrientes; brécol, gran antioxidante; brotes verdes de trigo y cebada silvestres, y menta, hierbabuena y clorofilina cúprica de sodio (clorofila).

Finalmente, para controlar el dolor y proporcionar elasticidad y flexibilidad a los tejidos blandos sin efectos secundarios, la doctora Pérez considera que es preciso recurrir:

[...] a los cuatro mejores principios activos que pueden contribuir a mantener el cartílago y otros tejidos conjuntivos en buen estado: el sulfato de condroitina, la glucosamina, el metil-sulfonil-metano (MSM) y los ácidos grasos cetilados, todos ellos principios

83

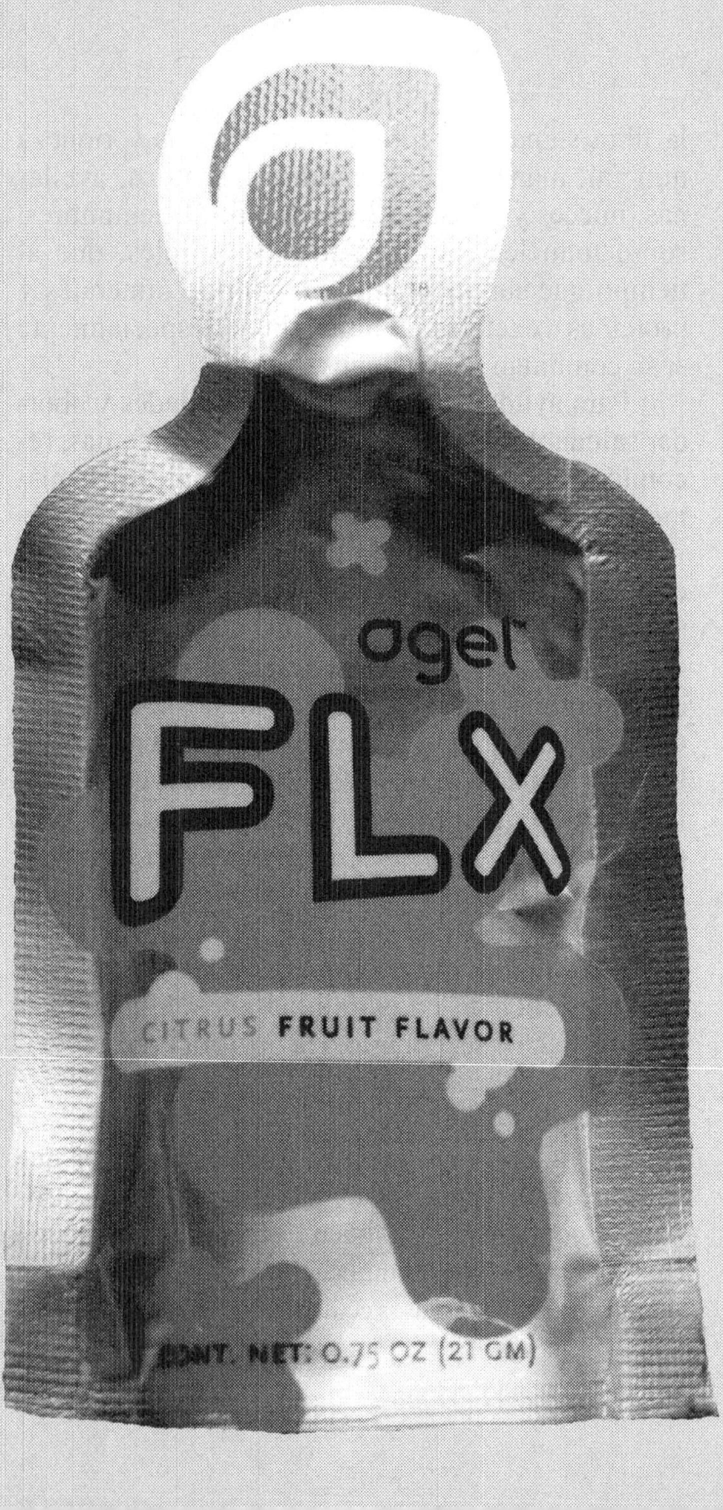
agel
FLX
CITRUS FRUIT FLAVOR
CONT. NET: 0.75 OZ (21 GM)

activos de origen natural con efecto analgésico y anti-inflamatorio. Actualmente, sólo los podemos encontrar juntos en agelFLX, debido a que esta formulación sólo es posible en gel.

LA PROPUESTA DEL DOCTOR CHENEY

El doctor Paul Cheney, director de la clínica Cheney en Asheville, Carolina del Norte (Estados Unidos), lleva estudiando y tratando el SFC y la FM desde hace más de un cuarto de siglo y en tanto se consigue dar con un tratamiento efectivo para ambas dolencias, recomienda evitar los alimentos muy oxidantes, como las dietas altamente proteínicas, el azúcar, los alimentos procesados, aquellos que son susceptibles de causar alergias (leche, huevos, marisco, nueces, chocolate, maíz, cacahuetes, fresas, tomates, cítricos, trigo o soja), las vacunas y la equinácea.

Además aconseja reducir el estrés y el ejercicio físico, evitar las temperaturas extremas, los campos electromagnéticos y la exposición al mercurio, presente en las amalgamas dentales y en los pescados de gran tamaño, que lo acumulan en los espacios intramusculares.

Finalmente, recomienda vivamente que se tome verdura fresca cruda y aceite de oliva y que se procure llevar una vida tranquila, mantenerse en ambientes poco contaminados y evitar medicamentos que activen la enzima P450 –benzodiacepinas como el triazolam o alprazolam; ritonavir; estatinas como

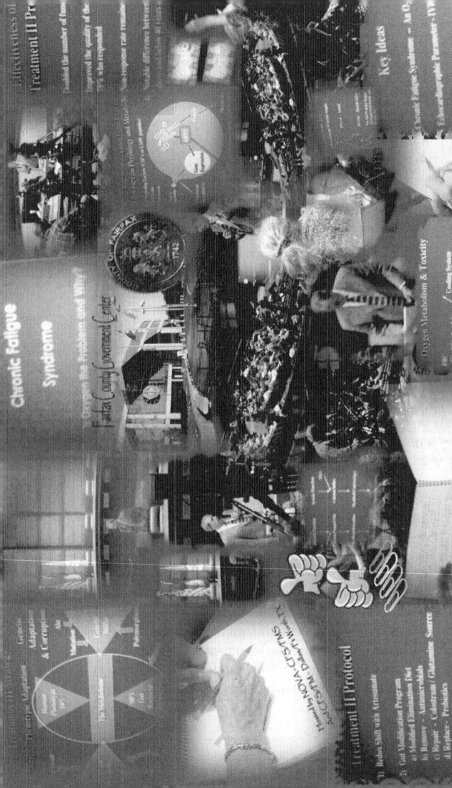

la atorvastatina, lovastatina y simvastatina; dihi-
dropiridinas, incluyendo el felodipino, nicardipino,
difedipino, nisoldipino o el nitrendipino; losartán;
repaglinida; verapamil; antiarrítmicos, incluyendo
amiodarona, quinidina, disopiramina, propafenona,
y carvedilol; fármacos para la impotencia como el
sildenafil, tadalafil, y vardenafil; los antimigraño-
sos como la ergotamina y nimodipino; fluvoxamina;
codeína y tramadol, y ciclosporina.

La aproximación naturópata de Francisco Trujillo

Francisco Trujillo Ruiz, máster en Naturopatía,
galardonado con el Premio de Investigación Jeróni-
mo Paché 2008, y miembro del cuerpo de profeso-
rado de la Organización Colegial Naturopática y de
la Asociación Española de Naturopatía y Osteopatía
SENDO, hace tiempo que incide en el tratamiento
nutricional de estas dolencias:

El número de personas que sufren FM y SFC
cada vez es más grande. Las razones son múltiples
y pueden ir desde «cambios degenerativos» en la alimentación, niveles de exigencia socioculturales cada
vez más altos o una creciente demanda de una mejor
calidad de vida hasta la influencia de toxinas químicas
presentes en los alimentos y en el medio ambiente, la
práctica de «malos hábitos de vida», como tabaco o
alcohol, y la falta de ejercicio físico sobre el funcionamiento del sistema inmune.

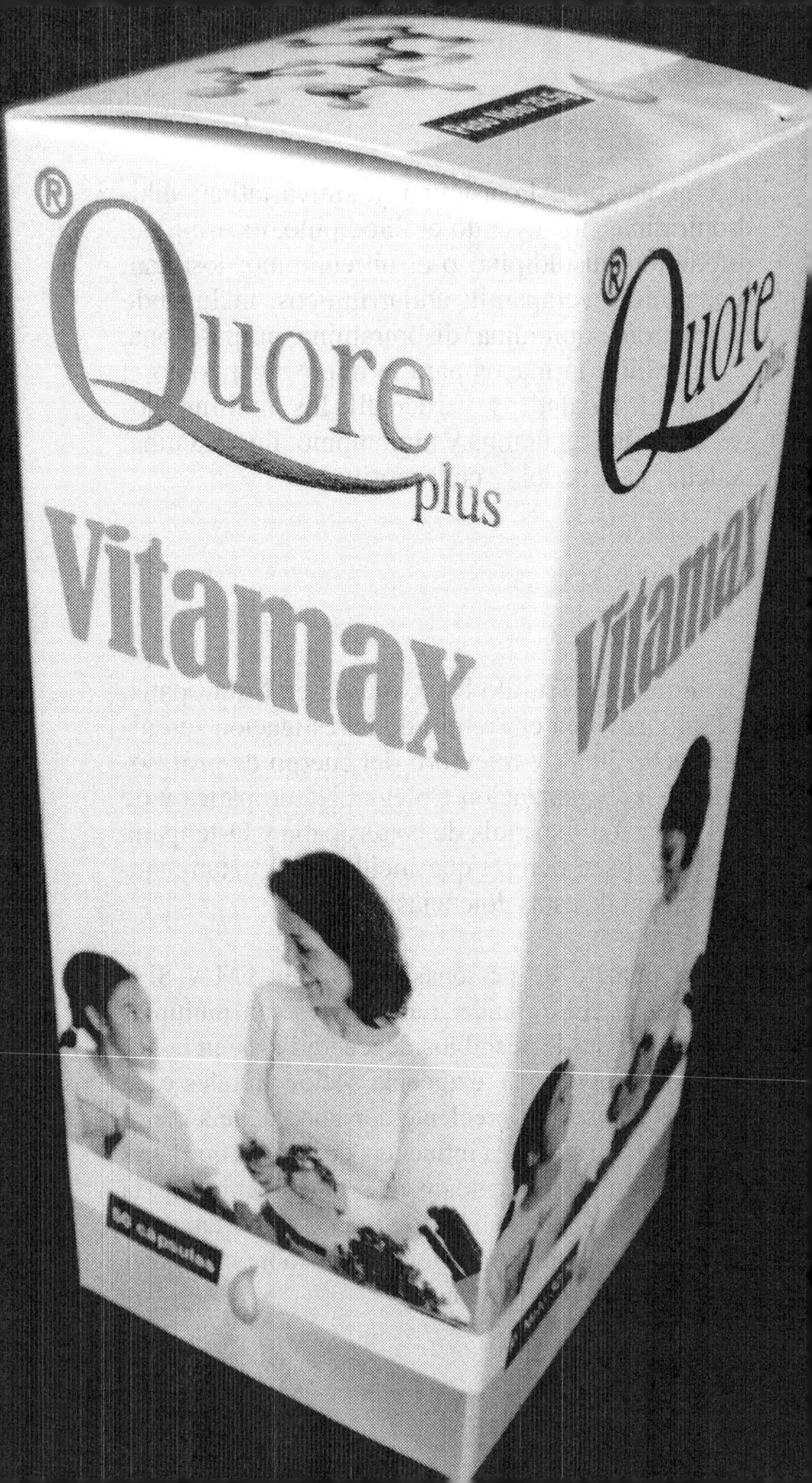
®
Quore
plus
Vitamax
®
Quore
Vitamax

Para empezar, Francisco Trujillo considera que hay que eliminar de la dieta los lácteos, el azúcar, el trigo, las carnes rojas, el café, el tabaco, los alcoholes destilados y los refrescos, que pueden ser perfectamente sustituidos por leches vegetales, zumos naturales, centeno, avena, arroz, pan y pastas integrales, pavo, pollo, pescado, malta e infusiones.

Con estos mimbres se atreve a diseñar un menú tipo diario para toda la familia, que comienza con un desayuno a base de tostadas de espelta con paté vegetal o pechuga de pavo, un vaso de bebida de soja, avena, arroz o un té y cereales integrales de arroz inflado, avena o mijo. La comida podría consistir en arroz integral con verduras, pollo o pavo y tortitas de arroz. En cuanto a la merienda, incluiría dos tostadas con mermelada sin azúcar y un vaso de bebida de avena. Finalmente, la cena estaría compuesta por una ensalada de lechuga, cebolla, aceitunas y zanahoria, pescado azul y tortitas de arroz. Un menú sobre el que comenta:

Esto es un simple y apresurado ejemplo de un día, pero cada paciente deberá personalizar su dieta según su grupo sanguíneo, sus alergias o intolerancias, y sobre todo intentando comer de forma que le resulte muy agradable, porque los gustos individuales han de tenerse siempre muy en cuenta. También hay que recordar a los pacientes que si existen otras enfermedades, deben consultar con un especialista.

Por otra parte, y partiendo de la evidencia repetidamente constatada en pacientes de FM y SFC de

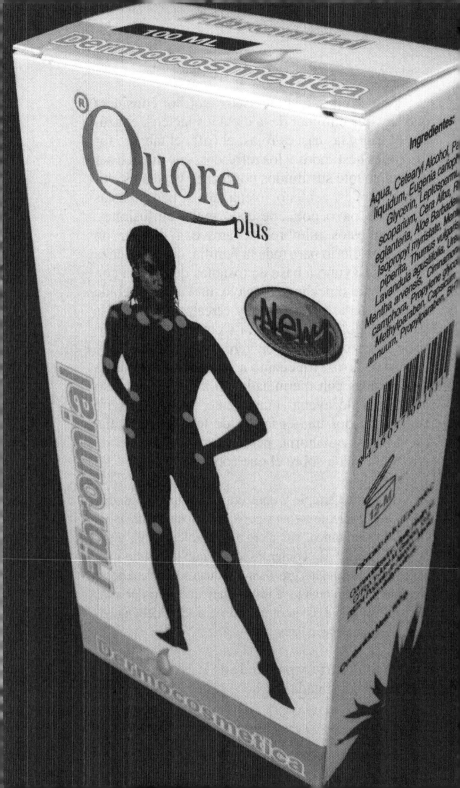

notables déficits de triptófano, precursor de la serotonina, Trujillo recomienda suplementar la dieta con triptófano hidrolizado (5-HTP) y melatonina.

También aconseja incluir en la dieta alimentos ricos en magnesio, para elevar los niveles de serotonina, hacer disminuir los dolores generalizados y lograr una sustancial mejoría de la fatiga. En este punto hay que tener en consideración el salmón fresco, la caballa, la quinoa, la avena, el tofu de soja, los frijoles negros, las judías blancas, las acelgas, las espinacas, las alcachofas, las pipas de calabaza, las almendras con piel, el pavo, el pollo, el rodaballo, los berberechos y las sardinas en lata, los higos secos, el aguacate, los dátiles, el kiwi y el plátano.

Al mismo tiempo recomienda tomar tras cada comida una cápsula de un complejo vitamínico, Vitamax, del laboratorio Vitality Health, que en su composición incluye calcio, fósforo, vitamina C, hierro, vitamina E, cinc, vitaminas B_6, B_1, B_2, B_{12}, ácido fólico, y flúor; un suplemento de ácidos grasos omega-3, Quore, también de Vitality Health, en cada una de las principales comidas, y la aplicación de una crema de uso tópico, Fibromial, específicamente diseñada para el tratamiento de estas dolencias.

Por último y para combatir el estrés y los problemas a la hora de conciliar el sueño, además de la imprescindible melatonina antes de ir a la cama, sugiere tomar a lo largo del día un suplemento, Fase 3, igualmente de Vitality Health, que está formulado con gluconato de cinc, triptófano,

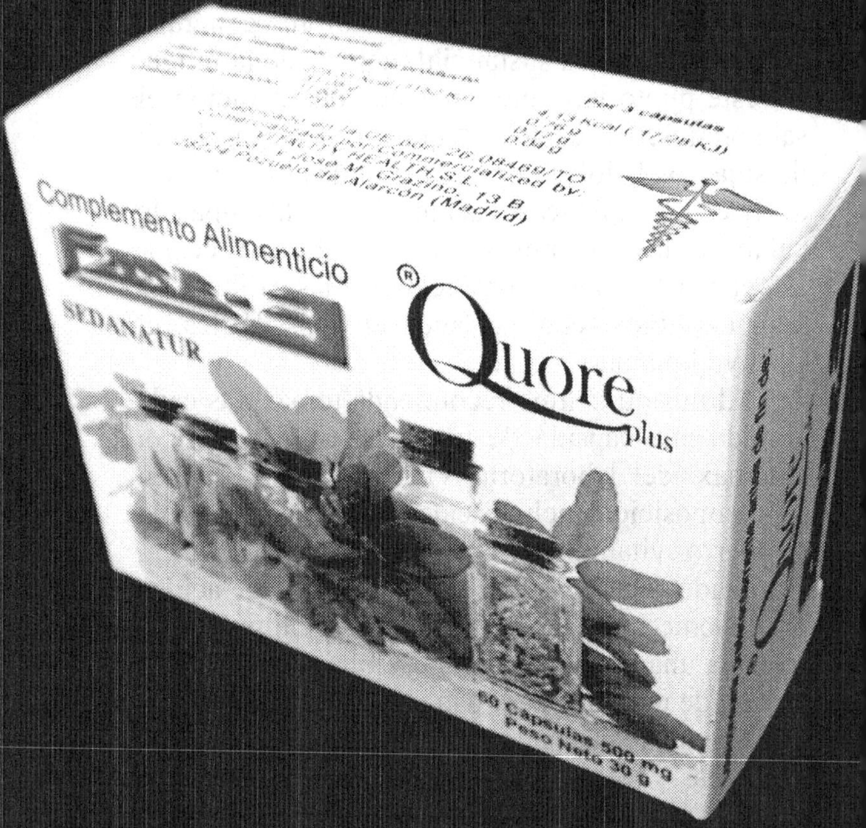
Por 3 cápsulas
Complemento Alimenticio
SEDANATUR
Quore
plus
60 Cápsulas 500 mg
Peso Neto 30 g

fenilalanina, S-adenosil metionina (SAM-e), selenio, *Citrus aurantium, Humulus lupulus*, espino blanco, *Melissa officinalis, Valeriana officinalis,* estearato de magnesio y maltodextrina.

UNA DIETA «DE CASO»

Esta dieta surge de lo que en sociología se denomina una «historia de caso», lo que equivale a plantear consideraciones y conclusiones generales a partir de un caso particular. Maribel Ortells Badenes, auxiliar de clínica y diplomada en dietética y nutrición, ha elaborado una guía de buena práctica alimentaria para FM y SFC, partiendo de los postulados de los doctores Meter D'Adamo y Catherine Whitney, teóricos de la nutrición en relación con los grupos sanguíneos –como es sabido carentes de cualquier base científica–, de los planteamientos ortomoleculares de la doctora Cala Cervera y de los postulados dietéticos de inspiración orientalista de la doctora Olga Cuevas Fernández. A esto ha añadido la experiencia aplicada al tratamiento de su propia hija, Marta, una adolescente diagnosticada de FM y aparentemente «curada» tras seis años de dieta estricta impuesta por sus progenitores.

La dieta en cuestión consiste en eliminar los siguientes alimentos: lácteos, azúcar, trigo, carnes rojas, café y tabaco, que pueden o deben ser sustituidos por leches vegetales, siropes, espelta, centeno, avena, pavo, pollo, pescado, malta, guaraná e infusiones.

Además, Ortells, sugiere tomar alga espirulina (dos cápsulas en el desayuno); magnesio (dos cápsulas en el desayuno); guaraná (para tener fuerza por la mañana); kuzu (regenerador de la flora intestinal) por la noche después de cenar; umebosi (para el dolor y dar energía), también por la noche junto al kuzu y desaconsejado para los pacientes con presión arterial alta; harpagofito (25 gotas para el dolor); y sedal, otras 25 gotas y antes de ir a la cama para relajar y facilitar el sueño.

La opción estrictamente vegetariana

Por último, y aunque casi a título anecdótico, hay que citar en este apartado la dieta estrictamente vegetariana que proponen las asociaciones de dietética canadiense y norteamericana. La dieta vegana (término que procede de la contracción del adjetivo *vegetarian* en lengua inglesa) excluye cualquier alimento de origen animal, incluidos leche y huevos, y remite a vegetales con predominio de alimentos crudos, entre los que figuran fruta, verdura, frutos secos, germinados, alimentos fermentados o fruta desecada. Según sus mentores, esta dieta produciría una sustancial mejora en el estado de los pacientes de FM y SFC por su riqueza en antioxidantes, la baja ingesta de grasa y proteína y la abundancia de fibra, de vitaminas C, E y betacarotenos y de minerales como el magnesio, el potasio y el cinc.

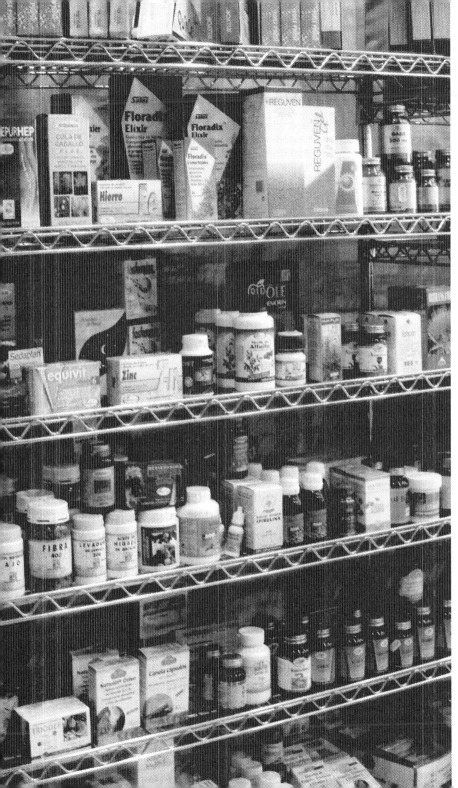

El problema de esta dieta, como es sabido, deriva de los casi inevitables déficits de hierro hemo, vitamina B_{12} y ácidos grasos omega-3.

EL COLOFÓN FITOTERAPÉUTICO

En el tratamiento de la FM y el SFC con fitoterapia se recomienda el uso de plantas que potencialmente pueden relajar la tensión, aliviar el dolor, depurar el organismo y favorecer que se concilie el sueño.

Se recomienda la decocción de sauce, dos o tres tazas al día, usando unos 2 gramos de corteza seca por cada vaso de agua. Este remedio no lo pueden tomar los pacientes alérgicos a la aspirina, ya que la corteza de sauce contiene salicina, el principio activo de este medicamento.

La segunda alternativa es el jengibre en polvo –dos cucharaditas repartidas en dos tomas diarias–, que actúa como antiinflamatorio y analgésico.

Otra planta interesante es el regaliz, *Glycyrrhiza glabra* –en infusión de media cucharada de raíz seca triturada por cada vaso de agua, dos veces al día–, por sus propiedades hipotensoras que llevan a levantar el ánimo de los pacientes de FM y SFC.

También se recomienda el hipérico, una infusión de una cucharadita por cada taza de agua dos veces al día, como remedio para combatir los dolores musculares, aunque siempre teniendo en cuenta que su principio activo, la hipericina, puede producir efectos de fotosensibilización en la piel al exponerse de forma prolongada a la luz solar, ocasionando lesiones cutáneas e incluso ulceraciones. Tampoco debe tomarse hipérico durante el embarazo.

Para aumentar la energía, disminuir el estrés y favorecer la inmunidad, se propone la toma una vez al día de una infusión preparada con una cucharadita de ginseng siberiano por cada vaso de agua.

Un par de tazas de infusión al 10 % de raíz seca de astrágalo están indicadas en estos casos para favorecer el sistema inmune, ya que sus principios activan la producción de interferón, aunque tal remedio está contraindicado en estados febriles y en pacientes que toman medicamentos diuréticos o anticoagulantes.

Otra propuesta es la infusión de tila (unos 15 gramos de la raíz por taza, dejándola reposar toda la noche), que es útil para combatir los dolores de cabeza de origen emocional.

Asimismo, se recomienda la infusión de valeriana, en la misma forma y medida que la de tila, con el objeto de suprimir o minimizar el estado de ansiedad y favorecer la llegada del sueño.

La infusión de flor de la pasión o *Passiflora caerulea* (dos tazas pequeñas cada día, preparadas con un par de cucharadas de extracto seco por cada medio litro de agua), se prescribe para evitar los espasmos involuntarios producidos por las situaciones de estrés.

Finalmente, en este capítulo se recomiendan infusiones ocasionales de abedul y diente de león, por su efecto depurativo que favorece la eliminación del ácido úrico y descongestiona las articulaciones.

6

LA GRAN ALTERNATIVA DE LOS SUPLEMENTOS

SÍ QUE PODEMOS HACER ALGO POR USTED

De poca o mala gana, a regañadientes, tras muchos esfuerzos y lucha denodada de los pacientes y los colectivos que los representan, la FM y el SFC han sido finalmente aceptados como enfermedades por los sistemas sanitarios de todo el mundo, pero la actitud ante estas enfermedades de la medicina oficial sigue siendo escéptica y pesimista. Como nos dice la doctora Paloma Gómez, la gran mayoría de los médicos las siguen considerando crónicas e incurables «y después de recetar algún antidepresivo o analgésico acaban diciendo al paciente: "Lo siento, no podemos hacer nada por usted". Este tipo de reacción se basa en la creencia de que esta batalla está perdida para el enfermo».

Hoy por hoy no existe un medicamento o tratamiento farmacológico que resuelva definitivamente el problema y, aún más, se tiende a pensar que cuantos más medicamentos tomen los pacientes con estas patologías, peor será su pronóstico, de manera que mientras se siga investigando para poder, en términos ciclistas, terminar el *tour* o la carrera llegando a la meta final, es preciso continuar corriendo y acabando etapas, en las que la medicina oficial debería flexibilizar sus posturas, aceptando o al menos tomando en consideración la eficacia que, aunque no refrendada en los muy exigentes parámetros científicos, sí que han demostrado de manera práctica los complementos dietéticos. Que esa «terapia de la evidencia» esté atada por la imposibilidad de que las grandes multinacionales farmacéuticas la acepten y dejen de poner palos en las ruedas constituye una verdadera inmoralidad ante la que las autoridades sanitarias hacen la vista gorda, pero ante la que se rebelan con cada vez mayor eficacia las asociaciones de pacientes, los profesionales médicos éticos y los periodistas o comunicadores independientes. Este es el equipo en el que desde estas páginas queremos jugar.

LA ALTERNATIVA NUTRACÉUTICA Y UNA NUEVA FÓRMULA ALMODÓVAR

Puesta en evidencia la escasa eficacia, cuando no algo peor, de los tratamientos farmacológicos clásicos, nuestra propuesta se concreta en cambios dietéticos, modificaciones en la relación con el medio ambiente –tales como eliminar productos químicos de los alimentos–, cautela ante cualquier tratamiento o fórmula que prometa «curar» y, por encima de todo, añadir al menú diario una serie de suplementos nutricionales o nutracéuticos.

Para tratar la FM y el SFC algunos recomiendan la terapia cognitivo-conductual (TCC) y el ejercicio gradual, pero la TCC no es un tratamiento, aunque como cualquier otra terapia psicológica puede ser un apoyo para las personas que padecen estas enfermedades, siempre, eso sí, que se lleve a cabo con respeto total al paciente y por un profesional debidamente preparado. En cuanto al ejercicio, en 2007, los científicos británicos Busch, Barber, Overend, Peloso y Schachter presentaron un estudio bajo el título «Ejercicio para el tratamiento del síndrome de fibromialgia», orientado a la evaluación de los efectos del entrenamiento con ejercicios, incluidos los cardiorrespiratorios o aeróbicos y los de fortalecimiento muscular y flexibilidad, sobre el bienestar general, sobre signos y síntomas seleccionados y sobre la función física en personas con FM y SFC.

En los estudios, los ejercicios aeróbicos se realizaron durante al menos veinte minutos, una vez al día y dos días a la semana. El entrenamiento de resistencia se hizo de dos a tres veces a la semana y con al menos entre ocho y doce repeticiones por ejercicio. Todo ello durante un período de entre dos semanas y media y veinticuatro semanas. La conclusión fue que existía una evidencia de nivel «oro» respecto a que el entrenamiento supervisado con ejercicios aeróbicos tiene efectos beneficiosos sobre la capacidad física y los síntomas de FM y SFC.

Esta opinión sin embargo no es en absoluto compartida por Elena Navarro, presidenta de la Plataforma Nacional para la Fibromialgia, Síndrome de Fatiga Crónica y Sensibilidad Química Múltiple:

Parece que según las teorías británicas de tendencias psicógenas, la FM y el SFC no existen, porque de otra forma a nadie en su sano juicio se le ocurriría hacer este tipo de comprobaciones intentando realizar una maratón de un par de meses, que es más que probable que pudiera matar a los enfermos de esta patología. Considerar que haciendo duro ejercicio durante un par de años se mejoran los síntomas de estas dolencias es reconocer su fracaso como terapia.

Sin embargo, aunque el ejercicio gradual no sea un tratamiento, esto no es óbice para que ciertas actividades físicas suaves, como el taichí o el yoga, puedan contribuir a sobrellevar las molestias y la angustia que suelen ser compañeras habituales de los afectados por FM y SFC.

Por el contrario, los suplementos nutricionales o nutracéuticos que constituyen, o que consideramos, una sólida alternativa de tratamiento, son productos naturales con acción terapéutica que se sitúan a medio camino entre los productos naturales que ofrecen los herbolarios y los medicamentos que se venden en las farmacias, los cuales se obtienen en su mayoría por síntesis química.

En Japón, cerca del 25 % del mercado de productos relacionados con la salud son nutracéuticos; en Alemania y en Estados Unidos ese porcentaje se acerca ya al 10 %, y en España todavía son los grandes desconocidos y es preciso dedicar ilusión y esfuerzo a subvertir esa situación, porque las pruebas demuestran obstinadamente que pueden ser una real y eficaz alternativa terapéutica para mejorar muchas patologías, como la FM y el SFC.

En esta nueva Fórmula Almodóvar ofrecemos dos listados: uno de suplementos que consideramos imprescindibles o muy importantes y otros que consideramos útiles o importantes. Cada paciente es un mundo y por ello la combinación de estos y su frecuencia de toma deberán irse adaptando de manera individual.

Suerte y a buscarla en la lucha cotidiana sin desvelo. La FM y el SFC pueden vencerse.

7

Diez suplementos imprescindibles o muy importantes

SUPLEMENTO	FUNCIÓN Y BENEFICIOS PARA EL PACIENTE	DOSIS DIARIA
Ácido alfa-lipoico	Se comporta como un imitador de la insulina sin efecto secundario alguno, lo cual resulta de gran utilidad para combatir la fatiga.	Entre 100 y 200 mg diarios, en desayuno, comida y cena.
Coenzima Q-10	Mejora el rendimiento muscular, proporciona energía, activa la oxigenación de los tejidos, potencia el sistema inmunitario y proporciona una significativa protección del sistema cardiaco.	120 mg en el desayuno.
L- carnitina	Participa en varias reacciones fundamentales del metabolismo y en la producción de energía en el organismo. Actúa como transportador entre las grasas y los centros de reconversión energética. Ayuda a combatir la fatiga y el dolor muscular.	Entre 550 mg y 1.000 mg, dos veces al día.

Lactobacilo acidófilo	Regenera la flora intestinal simbiótica y regula las funciones del aparato digestivo, permitiendo una correcta digestión y disminuyendo la posibilidad de sufrir infecciones estomacales, intestinales o vaginales, así como la aparición de diarrea.	
Magnesio y ácido málico	El magnesio es un aliado para combatir la falta de tono y el dolor muscular y debe combinarse con un ácido, el málico, que participa en el complejo proceso de obtención de energía.	Entre 1.200 y 2.400 mg de ácido málico combinados con entre 300 y 800 mg de magnesio, entre comidas.
Melatonina	Ayuda a combatir los problemas de insomnio, favorece un sueño fisiológico y reparador, mejora la memoria a corto plazo y es un eficaz antioxidante y antienvejecimiento.	De 2 mg a 10 mg entre media hora y dos horas antes de ir a la cama.
Nicotinamida adenina dinucleótido reducido (NADH)	Ayuda a combatir la fatiga y a mantener el buen funcionamiento del sistema nervioso; mejora la memoria a corto plazo y la concentración.	3 mg durante dos semanas, y después aumentar a 10 mg, en dos tomas y con el estómago vacío.

Omega-3	Actúan como eficaces antiinflamatorios, antidepresivos y antialérgicos, activan la circulación sanguínea, son beneficiosos para la salud cerebral y son protectores del corazón.	1g en el desayuno y 1 g en la cena, en forma de perlas.
Triptofano (5-HTP)	Tranquilizante, ansiolítico y antidepresivo, constituye una gran alternativa frente a los antidepresivos químicos.	50 mg en desayuno, comida y cena durante la primera semana y aumentar después a 100 mg en cada una de las comidas.
Uña de gato (Uncaria tomentosa)	Activa y potencia el sistema inmunitario, es desintoxicante y antidepresiva.	Entre 250 mg y 1 g después de las comidas.

ÁCIDO ALFA-LIPOICO

El ácido alfa-lipoico es un compuesto que actúa como coenzima en muchas reacciones del organismo, entre las que aquí interesa destacar la glucólisis, proceso en el que el azúcar sanguíneo se convierte en energía. Nutriente considerado como no esencial, ya que el organismo puede sintetizarlo, se comporta como un imitador de la insulina, carente de toxicidad y sin efecto secundario alguno, lo cual resulta de gran utilidad para combatir la fatiga que suele acompañar tanto al SFC como a la FM.

Además, este suplemento nutricional, al margen de actuar como diligente proveedor de energía a las células, funciona como un potente antioxidante, atrapando los radicales libres. Frente a otros antioxidantes hidrosolubles o liposolubles, como es el caso de las vitaminas C y E, el ácido alfa-lipoico se disuelve tanto en agua como en grasa; ayuda a las vitaminas del grupo B a obtener energía a partir de carbohidratos, proteínas y grasas; aumenta en las células los niveles de adenosín trifosfato (ATP, la forma química de energía celular), y contribuye a estabilizar los niveles de glucosa en sangre.

La dosis diaria puede oscilar entre 100 y 200 mg en el desayuno, la comida y la cena.

COENZIMA Q-10

La coenzima Q-10, inicialmente llamada ubiquinona porque se ubica en todas las células, no es una vitamina, ni un mineral, ni un aminoácido, pero es un nutriente esencial para alimentar a las células y para que estas puedan rendir a nivel óptimo; además resulta imprescindible en el mecanismo del metabolismo celular que convierte el alimento en energía. Su cantidad en el organismo no es uniforme, sino que se concentra especialmente en aquellos órganos que requieren más energía para funcionar correctamente, como el hígado o el corazón.

En todo caso, es un componente esencial de la mitocondria, la factoría energética de las células, y desempeña un papel protagonista en la producción energética celular. Para que la mitocondria produzca eficientemente la energía que las células necesitan para realizar sus funciones vitales, necesita de la acción de la Q-10, ya que esta actúa como la chispa o el detonador que inicia el proceso que hará funcionar los mecanismos mitocondriales.

Por otra parte, se trata de un potente antioxidante liposoluble, que combate eficazmente los muy perniciosos efectos de los radicales libres sobre nuestro organismo. Se supone que estos radicales libres están implicados en distintas enfermedades, como problemas cardiacos, artritis, cáncer, alergias, etc. Su acción va más allá de la de otros antioxidantes, como las vitaminas C y E (parece que la acción de la vitamina E no es específica, sino que interviene como material de construcción de la coenzima Q-10) o el selenio, ya que es capaz de penetrar en las mitocondrias, diminutas pero eficaces fábricas de energía de las células, donde se quema el oxígeno y se produce el adenosín trifosfato (ATP), llamado por algunos «la molécula de la vida».

Sin la adecuada acción de la Q-10, las células reciben un impulso energético deficiente que principalmente daña la función de órganos vitales como el corazón, que precisa de un continuo y fuerte aporte energético para realizar el correcto bombeo de la sangre.

Por último, la Q-10 actúa como inmunoestimulante. Distintas investigaciones han demostrado que cuando los niveles de Q-10 son bajos, el

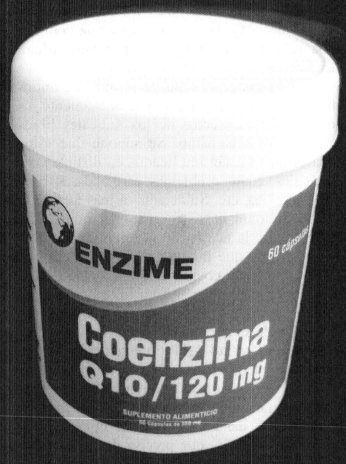

sistema inmunitario se debilita y bajan las defensas, con lo que el organismo queda en situación de precariedad o inerme ante infecciones y agresiones bacterianas, virales, etc. A diferencia de otros inmunoestimulantes, la Q-10 no actúa generando un mayor número de células y macrófagos, sino dotándolos de mayor y mejor energía.

Para tratar la FM conviene tomar una dosis diaria de unos 100 mg, aunque el efecto no es inmediato y tardará en notarse entre dos y tres meses.

Usando cotidianamente un suplemento de coenzima Q-10, los fibromiálgicos y los afectados por SFC mejoran su rendimiento muscular, reciben energía, consiguen una mejor y activa oxigenación de los tejidos, potencian significativamente su sistema inmunitario y obtienen una notable protección de su sistema cardiaco.

Tanto para tratar el SFC como la FM la dosis recomendada es de 120 mg diarios, como suplemento tomado en el desayuno. Normalmente es preciso esperar tres meses para notar los positivos efectos de la Q-10.

L-CARNITINA

La L-carnitina es un derivado del ácido betahidroxibutírico, sustancia bastante análoga a las vitaminas y que se asemeja a los aminoácidos, pero no es ni una cosa ni otra, ya que se sintetiza en el hígado, los riñones y el cerebro a partir de dos aminoácidos esenciales, lisina y metionina, con la imprescindible colaboración de un mineral, el hierro, y dos vitaminas, C y B$_6$.

Una vez sintetizada, la L-carnitina participa en varias reacciones fundamentales del metabolismo y es esencial para la producción de energía en el organismo. Actúa como transportador entre las grasas y los centros de reconversión energética. Se trata en suma de una sustancia fundamental en el proceso de oxidación de los ácidos grasos en la mitocondria, actuando como un liberalizador de energía en forma de ATP.

La fatiga y el dolor muscular, tan frecuentes en los fibromiálgicos y pacientes de SFC, suelen obedecer a una deficiencia de L-carnitina, por lo que se recomienda una dosis de entre 550 mg y 1.000 mg dos veces al día y siempre con el estómago vacío para facilitar su absorción.

Hay que destacar que la asociación y actuación conjunta de la L-carnitina y el ácido alfa-lipoico, antes mencionado, optimiza extraordinariamente su acción, ya que mientras el primero elimina los radicales libres en el área mitocondrial, la segunda se encarga de reforzar la enzima acetil-carnitina-transferasa, que representa un papel fundamental en el consumo de energía por la célula.

LACTOBACILO ACIDÓFILO

Distintos estudios e investigaciones han puesto de manifiesto que la infección por *Candida albicans* es bastante o muy común en personas que su-

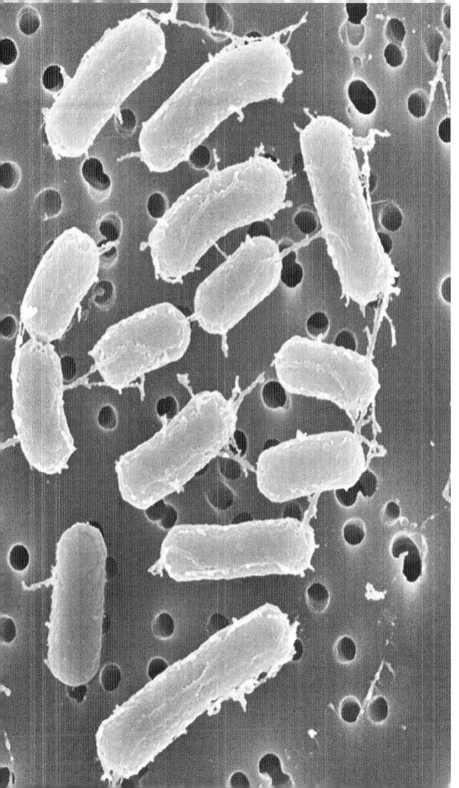

fren FM o SFC, por lo que es de vital importancia que incorporen a su dieta suplementos del probiótico *Lactobacillus acidophilus* o lactobacilo acidófilo (en la página anterior), que pueden recomponer la flora de bacterias intestinales beneficiosas que han sido destruidas por *Candida*.

La pérdida de la flora intestinal simbiótica, formada por bacterias beneficiosas como las bifidobacterias y los lactobacilos, suele alterar de forma significativa el normal y adecuado equilibrio en el tracto digestivo, dando lugar a la aparición de diversos trastornos como malas o lentas digestiones, dispepsia o flatulencia. Suplementando con *Lactobacillus acidophilus* se regenera la flora intestinal simbiótica y se regulan las funciones del aparato digestivo permitiendo una correcta digestión; se disminuye la susceptibilidad de sufrir infecciones estomacales, intestinales o vaginales; se ayuda a prevenir la aparición de diarrea. Por último, cabe subrayar que los probióticos tienen un interesante potencial anticancerígeno, específicamente frente al cáncer de colon.

MAGNESIO Y ÁCIDO MÁLICO

El magnesio es un mineral indispensable para la nutrición y la salud humana, ya que entre sus funciones destaca la contracción y relajación muscular, el buen funcionamiento del sistema nervioso y de ciertas enzimas, la producción y transporte de energía y la producción proteica. Por su papel en la salud muscular es un potente aliado para combatir la falta de tono y el dolor muscular que es común en pacientes de FM y SFC.

Distintos estudios y experimentos han probado que para facilitar y mejorar la absorción del magnesio es muy útil combinarlo con ácido málico, un compuesto que se encuentra fundamentalmente en frutas y verduras con sabor ácido como las manzanas, los membrillos, las uvas y las cerezas sin madurar y en el ruibarbo.

El ácido málico es parte principal del ciclo de Krebs, proceso que activamos en el cuerpo para obtener energía de los alimentos. Su función es la de participar en el complejo proceso de obtención de adenosín trifosfato, denominado también ATP, que es la energía que utiliza el organismo.

Parece ser que la deficiencia de ácido málico en los tejidos puede ser uno de los factores que influyen en el padecimiento de FM o SFC, ya que ambas enfermedades se caracterizan por frecuentes y fuertes dolores musculares.

Algunas pruebas obtenidas en diferentes estudios científicos sugieren que las personas que padecen FM o SFC suelen presentar serias dificultades para generar o utilizar orgánicamente el ácido málico, lo cual podría interferir decisivamente en la función muscular normal.

La dosis diaria para pacientes de FM y SFC de estos suplementos puede oscilar entre los 1.200 y 2.400 mg de ácido málico, combinado con entre 300 y 800 mg de magnesio, tomados preferentemente entre horas.

MELATONINA

La melatonina es una neurohormona producida por la glándula pineal o epífisis que, situada en el techo del diencéfalo cerebral y llamada también y coloquialmente «tercer ojo», se activa y produce la melatonina a partir de la serotonina y en ausencia de luz. La liberación de melatonina produce un efecto de fototransducción que es estimulado en la oscuridad a través del ojo. Este mecanismo de estimulación en situaciones de oscuridad ambiental sugiere que la melatonina participa de manera activa en el ritmo circadiano y, en consecuencia, en la correcta regulación de distintas funciones corporales y fisiológicas.

Aunque la melatonina se empezó a usar y se sigue usando con éxito para combatir los indeseables efectos del *jet lag* o desfase horario cuando se viaja por vía aérea a través de largas distancias, a lo largo de las últimas décadas numerosas investigaciones y estudios han puesto en evidencia que tomando melatonina por vía oral entre media hora y dos horas antes de acostarse, las personas que manifiestan problemas de insomnio consiguen reducir notablemente el tiempo de latencia, es decir, el necesario para conciliar el sueño. Por otra parte, la melatonina no sólo ayuda a acortar la fase de latencia, sino que, además, aumenta la sensación de somnolencia antes de acostarse y la duración del sueño reparador. En cualquier caso, el sueño inducido a través de la melatonina es más natural y de mejor calidad que el producido por los somníferos habituales, y el despertar es más fresco y descansado.

Para los pacientes de FM y SFC tomar regularmente melatonina constituye una estupenda alternativa y una herramienta eficaz frente a los habituales problemas de insomnio. Por añadidura, este suplemento nutricional les puede garantizar un sueño fisiológico, productivo y reparador, que cada mañana les ayudará a afrontar con optimismo y las garantías necesarias los muchos problemas derivados de su padecimiento.

Por otra parte distintas investigaciones apuntan al posible gran potencial de esta sustancia, de marcados efectos antioxidantes y más efectiva en la eliminación de los radicales libres que las vitaminas E y C, para retrasar el envejecimiento celular, neutralizar los efectos del envejecimiento e incrementar la longevidad. Un largo centenar de estudios de laboratorio coinciden en señalar que esta hormona preserva el ADN, las proteínas y los lípidos del daño oxidativo, debido a su capacidad para neutralizar los radicales libres que lesionan sus estructuras. En este punto es importante destacar el gran número de enfermedades relacionadas con el daño o estrés oxidativo, entre las que figuran la FM y el SFC.

Finalmente, algunas investigaciones han confirmado que la administración de suplementos de melatonina puede ayudar a reducir gradualmente las dosis de benzodiacepinas, como el diazepam o el lorazepam (habitualmente prescritos como ansiolíticos, miorrelajantes, anticonvulsionantes, sedantes, etc.), lo que implicaría evitar en alguna medida sus posibles efectos secundarios, como somnolencia, ataxia, vértigo, hipotensión, cambios en la libido, etcétera.

En las dosis recomendadas de melatonina no se han observado efectos secundarios dignos de mención, pero no deben tomarla las mujeres embarazadas, que intentan quedar embarazadas o que están en período de lactancia. Los pacientes hipertensos, que sufren ateroesclerosis o que tienen altos niveles de colesterol en sangre, deben tener precauciones a la hora de tomarla y consultar antes con su médico.

En cuanto a la interacción con medicamentos y ante la posibilidad, aunque escasa, de que la melatonina pueda aumentar la somnolencia durante el día, deben evitarla los pacientes tratados con benzodiacepinas, como el lorazepam o el diazepam; barbitúricos, como el fenobarbital; narcóticos, como la codeína; anticonvulsivos; adelgazantes de la sangre, como warfarina; algunos antidepresivos, y en general las bebidas alcohólicas destiladas.

Como norma general y de manera muy aproximativa, se podría recomendar una dosis diaria de 2 a 5 mg entre media hora y dos horas antes de ir a la cama.

El doctor Darío Acuña, catedrático de Fisiología de la Universidad de Granada, y coordinador de varios estudios experimentales sobre melatonina, aconseja la siguiente posología: hacia los 40 años, de 3 a 5 mg, diarios; 10 mg entre los 50 y 55 años; y un mínimo de 15 mg a partir de los 60-65 años y hasta el final de la vida, ya que en esta etapa la producción natural de melatonina es prácticamente nula.

Nicotinamida Adenina Dinucleótido Reducido (NADH)

La nicotinamida adenina dinucleótido reducido (NADH) o dinucleótido de nicotinamida y adenina es la forma activa de la vitamina B_3, una coenzima presente en todas las células y compuesta por dos nucleótidos unidos a través de sus grupos fosfatos, uno de los cuales es una base de adenina y el otro de nicotinamida. Su función principal es el intercambio de electrones e hidrogeniones en la producción de energía de todas las células, estimulando la producción de adenosín trifosfato (ATP).

La NADH tiene un papel fundamental en la producción de energía de todas las células, y su presencia en ellas es especialmente importante para mantener el equilibrio y el buen funcionamiento del sistema nervioso, la memoria activa, especialmente la memoria a corto plazo, la concentración y otras funciones intelectuales.

Al incrementar la energía celular resulta de gran utilidad para combatir la fatiga siempre presente en los procesos fibromiálgicos.

Los pacientes deben empezar tomando 3 mg durante dos semanas y a continuación ir incrementando la dosis hasta alcanzar los 10 mg en dos tomas de 5 mg. Para mejorar u optimizar su absorción conviene ingerir la NADH con el estómago vacío y con un gran vaso de agua, para, a continuación, dar un paseo a paso lo más vivo posible durante unos veinte minutos.

Los ácidos grasos omega-3 intervienen decisivamente en el control de los procesos inflamatorios que suelen ser la respuesta orgánica ante el dolor o la infección y que cuando derivan en inflamación crónica se convierten en una reacción indeseable en dolencias como el SFC y la FM. En ese proceso aparecen unos mensajeros químicos llamados citocinas, con un importante papel en la regulación del sistema inmunitario y responsables de su respuesta inmunitaria, pero cuando estas sustancias empiezan a funcionar de forma incorrecta, además de inflamación pueden causar fiebre, fatiga, incomodidad y aflicción, síntomas todos ellos comunes a SFC y FM. Suplementar la dieta con suplementos de omega-3 puede y debe ser una magnífica opción para eliminar los indeseables efectos de la citocinas.

Los omega-3 son ácidos grasos poliinsaturados, que en productos vegetales como el aceite de colza, las nueces, los canónigos, el aceite de lino, las espinacas o la verdolaga están presentes como ácidos grasos de cadena corta o alfa-linoleicos (ALA), mientras que en su variante animal que fundamentalmente se encuentra en el pescado azul, los crustáceos y los moluscos están en la forma de ácidos grasos de cadena larga como el eicosapentaenoico (EPA) y el docosahexaenoico (DHA).

En teoría el organismo debería transformar los alfa-linoleicos o ALA en EPA y DHA, pero por distintas razones no siempre se realiza esa síntesis, por lo que, a pesar del indudable interés dietético de los

ALA, resulta fundamental incorporar directamente a la dieta estas grasas mediante el consumo de pescado azul. Últimamente, a las fuentes tradicionales y naturales de omega-3 se han incorporado como suplementos el krill y determinadas algas y, muy especialmente, en forma de suplementos.

El EPA es básicamente responsable directo de la salud cardiaca y además tiene propiedades antiinflamatorias y antialérgicas. Por su parte, el DHA representa un papel trascendente en salud cerebral y en la función visual, de ahí que sea fundamental durante la etapa de gestación (desarrollo del cerebro y de la visión del feto) y a partir de cierta edad, que podría situarse próxima a la cuarentena, para garantizar la suficiente flexibilidad de las células neuronales. De su importancia en este punto da idea el hecho de que también se le haya denominado ácido cervónico, adjetivo derivado de «cerebro».

En los suplementos nutricionales es normal que EPA y DHA vayan unidos, dado que mientras el primero ejerce el papel de función, el segundo se ocupa de la estructura. Más recientemente se ha constatado la importancia de añadir a los suplementos el tercero de los omega-3, el docosapentaenoico o DPA, muy escaso o casi inexistente en el pescado. La importancia del DPA radica en que minimiza la agregación plaquetaria y en consecuencia el riesgo de trombosis, es capaz de reparar las lesiones tisulares de los vasos sanguíneos, reduce significativamente la intolerancia a la glucosa, disminuye considerablemente la síntesis de sustancias proinflamatorias y evita la formación de ateromas.

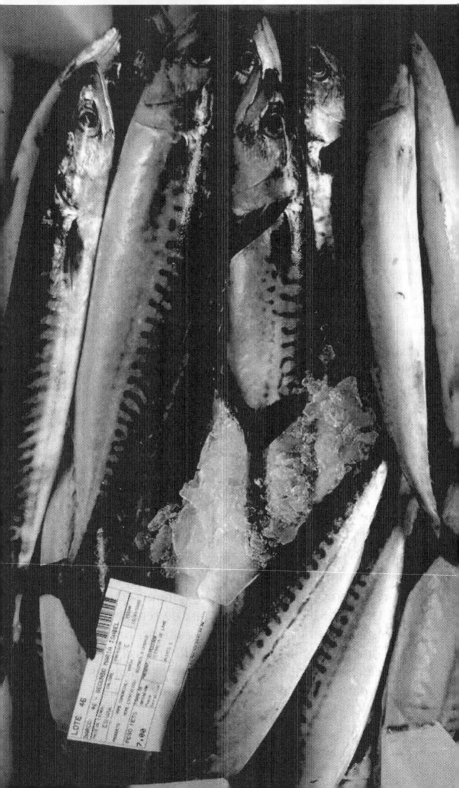

Además de sus beneficios específicos para los pacientes de FM y SFC, el consumo regular de omega-3 protege eficazmente frente a ataques cardiacos, infarto, ictus y muerte súbita, a la vez que evita reincidencias tras un episodio de angina de pecho o infarto.

Estos beneficios se derivan de distintas acciones de estos ácidos grasos en el organismo. En primer lugar, los omega-3 tienen la capacidad de fluidificar la sangre, lo cual previene la trombosis al impedir que las plaquetas se unan entre sí y se peguen en las paredes de las arterias, formando una «costra» que va estrechando la luz del tubo y que en última instancia forma un tapón por el que no podrán pasar los coágulos sanguíneos. En segundo lugar, los omega-3 flexibilizan las arterias y regulan la tensión arterial, factores ambos de riesgo para la salud cardiovascular. También actúan beneficiosamente al regular el ritmo cardiaco, consiguiendo que se supriman o minimicen las taquicardias y las fibrilaciones.

Por otra parte, y esto es muy importante, los omega-3 actúan como potentes antiinflamatorios venosos, lo que redunda en una menor disposición al desprendimiento de las placas de ateroma. En realidad, esta placa o costra que se va acumulando en las arterias y que tapona en parte su luz no es excesivamente peligrosa si está bien anclada. El verdadero riesgo empieza cuando sobreviene una microinflamación y como consecuencia la placa se desprende, para situarse en algún lugar estratégico que puede llegar a resultar fatal.

Los omega-3 también hacen que disminuya considerablemente el nivel de triglicéridos, grasas que en exceso pueden llegar a representar un alto riesgo de lesión cardiaca.

Los omega-3, además, consiguen que los glóbulos rojos o hematíes se hagan más flexibles, lo que redunda en una mayor capacidad para que estos puedan aplastarse y poder así pasar por el fino filtro que son los capilares, con el fin de llegar a sus objetivos. Esta circunstancia, además de proteger igualmente contra los infartos y lesiones vasculares cerebrales, mejora la resistencia al frío y al calor, rebaja considerablemente el riesgo de flebitis, consigue que los nutrientes lleguen a los lugares más remotos del cerebro, lo que mejora la función mental, y combate los problemas de retención de líquidos y celulitis.

Los omega-3 también actúan frente a inflamaciones articulares, dolores reumáticos, artritis, artrosis y poliartritis reumatoide, y constituyen una ventajosísima alternativa a los antiinflamatorios químicos que habitualmente se recetan para estas dolencias y que sólo consiguen acentuar el desgaste y la destrucción articular programada por el proceso natural de envejecimiento.

Otro efecto benéfico de estas grasas es que mantienen el buen ritmo cerebral y la salud mental, y en este punto conviene recordar que el cerebro humano está constituido por más de un 65% de grasas y sus células se componen en gran parte de los ácidos grasos que se ingieren a través de la dieta. Los omega-3 son decisivos para mantener la flexibilidad que garantiza el buen funcionamiento y el mantenimiento de las células neurales. Por otra parte, los omega-3 establecen conexiones químicas fundamentales con las cadenas de fosfolípidos (casi la mitad de la materia blanca y gris está compuesta por fosfolípidos), de manera que resultan esenciales para el equilibrio de las células del tejido nervioso. Como quiera que la membrana neuronal contiene altas concentraciones de omega-3, especialmente DHA, una disminución de estos ácidos grasos alteraría la funcionalidad de la membrana pudiendo ocasionar depresión, agresividad y otros desórdenes neurológicos.

Otro aspecto de singular interés para los pacientes de FM y SFC es su eficacia frente a la depresión. Varios estudios han demostrado la utilidad en el tratamiento con omega-3 de los pacientes deprimidos, mejorando de forma natural y sin efectos secundarios síntomas como la tristeza, el insomnio, la falta de energía vital, la ansiedad, las bajadas de la libido, las tendencias suicidas y las ideas pesimistas. En este campo, los omega-3 se mueven en distintos planos. De un lado mejoran la química interna gracias a su potencial antiinflamatorio; de otro, hacen que los neurotransmisores, especialmente aquellos que, como la serotonina, están relacionados con el humor y el placer, se muevan con mayor funcionalidad de una neurona a otra; y, por último, son capaces de romper el círculo vicioso que desde el estrés o la ansiedad hacen que se consuma menos omega-3 y en consecuencia se potencien los anteriores efectos.

No existe evidencia de efecto secundario alguno para el consumo de omega-3, pero debe evitarse o controlarse su ingesta si se están tomando productos que fluidifican la sangre, como el ajo o el ginkgo biloba, ya que unir los mimos efectos fluidificantes podría representar un cierto riesgo. Por la misma razón, no deben tomarse sin consultar al especialista ácidos grasos omega-3 cuando se recibe medicación con fármacos fluidificantes de la sangre, como la aspirina, la warfarina (Coumadin) o la heparina; el acenocumarol (Sintron); medicamentos antiplaquetarios como el clopidogrel (Plavix), y antiinflamatorios no esteroideos como el ibuprofeno (Motriz, Advil) o el naproxeno (Naprosyn).

Fuentes naturales de omega-3
y posibles contaminantes

La principal fuente de omega-3 es, sin duda, el pescado azul, aunque como luego se verá, hay que atender a determinadas consideraciones, derivadas de la contaminación de los mares, que a través de la cadena trófica acabará pasando a la carne de los peces y después al organismo humano.

Entre finales de los años noventa del pasado siglo y principios de este, la Food and Drug Administration (FDA) norteamericana, la OMS y distintas agencias nacionales y comunitarias de seguridad alimentaria –entre ellas la Autoridad Europea de Seguridad Alimentaria (EFSA, por sus siglas en inglés)– han advertido de la presencia de trazas de mercurio y otros metales pesados en los grandes peces, especialmente en las especies altamente predadoras, como el tiburón, el pez espada o emperador, la melva, el atún, el bonito y la caballa, por lo que se recomienda no consumir estas especies más de dos veces al mes y optar por los peces pequeños (sardina, boquerón, jurel) en la dieta cotidiana.

También hay que tener en cuenta algunas cuestiones, como que el atún de lata contiene entre tres y siete veces más mercurio que el fresco y que las conservas «al natural», en agua, además de que apenas contienen omega-3 –que se ha evaporado en el proceso– están más contaminadas que las conservas en aceite. Otro dato a considerar, por ejemplo, es que el salmón ahumado, no sólo contiene mucho menos omega-3 que el fresco, sino que además es muy rico en sal, con lo que prácticamente queda anulado su potencial beneficio cardiovascular. Finalmente, hay que hacer notar que si la conserva se hace en aceite de oliva de calidad, los omega-3 quedan aprisionados e intactos, por lo que la lata de sardinas que durante muchas décadas formó parte de nuestra dieta cotidiana es algo a recuperar con entusiasmo.

El mercurio llega al mar, fundamentalmente, como resultado de contaminación aérea originada por la combustión de carburantes fósiles, especialmente en las centrales térmicas de carbón, y en alguna medida desde las erupciones de volcanes submarinos. Este mercurio, convertido en metilmercurio, junto a otros metales pesados, como el plomo y el cadmio, y otros contaminantes tóxicos, como las dioxinas y los bifenilos policlorados, pasan a la cadena alimentaria y una vez instalados en la carne del pescado no pueden eliminarse, de forma que se van acumulando, para, en algún momento, pasar al organismo humano.

El consumo de pescado con estimables contenidos de mercurio puede acarrear trastornos en el desarrollo del feto y el recién nacido, en madres gestantes o en período de lactancia, y en casos de contaminación masiva, como la que hace décadas aconteció en los lagos canadienses y en algunas bahías del Japón, acarrea la llamada enfermedad de Minamata, un síndrome neurológico grave y permanente.

Los muy poco interesantes alimentos enriquecidos

Actualmente el mercado ofrece una enorme cantidad de productos enriquecidos con omega-3, pero no es oro todo lo que reluce. De un lado porque muchos no contienen una cantidad de estos que pueda considerarse como dosis mínima eficaz y de otro porque no es raro que en el producto vayan acompañados de grasas saturadas o hidrogenadas (las tristemente famosas grasas «trans»), que son auténticas bombas para la salud cardiovascular. Por todo ello conviene leer con mucha atención el etiquetado y el listado de componentes de cada producto.

Hasta ahora, los análisis puntuales que se han realizado sobre productos enriquecidos no han arrojado datos satisfactorios.

Un estudio de realizado en laboratorio por la revista *Eroski Consumer* y llevado a cabo con quince alimentos enriquecidos con omega-3 (lácteos, bebidas de soja, galletas, huevos, aceites, aceitunas rellenas y néctar de fruta), evidenció que el 25 % de la muestra no contenía ni EPA ni DPA, sino alfa-linoleicos, que aunque omega-3, carecen de efectos protectores sobre el sistema cardiovascular; y que el 40 % de los productos analizados ofrecían una cantidad de omega-3 sensiblemente inferior a la que figuraba en las etiquetas.

Para los pacientes de FM y SFC la dosis diaria recomendada debe oscilar entre 2 y 3 g, que pueden tomarse en forma de perlas, la mitad en el desayuno y la otra mitad en la cena.

TRIPTÓFANO (L-5-HIDROXITRIPTÓFANO O 5-HTP)

El triptófano es un aminoácido aromático que forma parte de los veintidós aminoácidos esenciales (aquellos que no produce el organismo y deben por tanto ser incorporados a través de la dieta), de los cuales ocho, entre ellos el triptófano, son indispensables. Precursor de la serotonina, es uno de los neurotransmisores más importantes del sistema nervioso humano, encargado de transmitir impulsos nerviosos de una célula a otra, y representa un importante papel en el humor, la ansiedad, el sueño, el dolor, la conducta alimentaria y el placer sexual. El triptófano, L-5-hidroxitriptófano o 5-HTP en su forma más eficaz, ya que puede atravesar la barrera hematoencefálica y así permitir al cerebro producir más cantidad de serotonina, actúa como sedante y antidepresivo, y su déficit ocasiona problemas de sueño, agresividad, depresión, ansiedad y migrañas. Para las personas que sufren de SFC y FM este suplemento resulta imprescindible para estabilizar los niveles de serotonina cerebral, que al activarse mejora sensiblemente el humor, el estado de ánimo y la capacidad personal para abordar los problemas cotidianos, con lo que se convierte en eficaz antidepresivo, sin el menor efecto secundario.

Conviene recordar aquí que la depresión y los estados depresivos ponen en marcha un mecanismo de acciones que provocan cambios en el apetito, modifican los patrones de sueño, incrementan la sensación de fatiga, desatan la baja autoestima, aumentan el sentimiento de desesperanza, disminuyen el grado de productividad y dañan gravemente las relaciones sociales.

Muchos pacientes de SFC y FM han encontrado en el triptófano una alternativa natural y sin efectos secundarios a los antidepresivos químicos, aunque, en cualquier caso, la sustitución de cualquier medicación antidepresiva (siempre altamente adictiva) por triptófano debe hacerse de manera muy gradual y bajo estricta supervisión del especialista.

Hay que añadir que el efecto tranquilizante del triptófano, además de como antidepresivo, se manifiesta como un verdadero ansiolítico. Por otra parte, completar la dieta con triptófano resulta muy útil para combatir el sobrepeso y la obesidad, sobre todo en los casos, muy frecuentes, en los que existe un componente de ansiedad. Para que una dieta de adelgazamiento llegue a tener éxito es fundamental controlar los ataques esporádicos de angustia que llevan a la ingestión incontrolada de alimentos y a dejar a un lado la prescripción calórica prevista. Por añadidura, la serotonina que el triptófano induce a producir contribuye muy eficazmente a la supresión del deseo de consumir carbohidratos y dulces, lo que redunda en una menor ingesta calórica.

Tomado a lo largo del día, el triptófano ayuda a que a la hora de ir a la cama se disminuya notablemente el estado de latencia o tiempo que se tarda en conciliar el sueño, otro de los problemas más comunes en pacientes de SFC y FM.

Por último, hay que resaltar que se ha comprobado que cuando descienden los niveles de serotonina los vasos sanguíneos se dilatan e hinchan, provocando dolores de cabeza a causa de la tensión arterial y migrañas, por lo que añadir un suplemento de triptófano, al reactivar eficazmente la producción de serotonina cerebral, podría resultar muy útil para prevenir y combatir estas dolencias que con alguna desgraciada frecuencia suelen acompañar la vida de los pacientes de FM y SFC.

No se conocen efectos secundarios derivados de la ingesta de triptófano, pero los pacientes que reciben medicación antidepresiva o tranquilizantes deben consultar a su médico antes de incorporar un suplemento de triptófano. En ningún caso debe combinarse el triptófano con medicamentos inhibidores de la monoamina-oxidasa (MAO).

Durante la primera semana de tratamiento los pacientes de FM y SFC deben tomar 50 mg de 5-HTP media hora antes del desayuno, comida y cena y en la siguiente semana aumentar la dosis a 100 mg en las tres principales comidas.

UÑA DE GATO

La uña de gato o *Uncaria tomentosa* (en la imagen) es un suplemento dietético que se obtiene de una liana con espinas curvadas, de ahí el nombre popular de «uña de gato», que crece en las selvas de la Amazonia y de la que se obtienen compuestos que se ha demostrado que funcionan como activadores y potenciadores del sistema inmunitario y de gran utilidad y ayuda en el tratamiento de distintas dolencias.

Al mismo tiempo y como resultado de la acción de los heterósidos del ácido quinóvico y las proantocianidinas, compuestos que intervienen decisivamente en la actividad antiinflamatoria, la uña de gato se ha revelado como interesante tratamiento en la artritis reumatoide, bursitis, dolores reumáticos, reumatismo extraarticular, osteoartritis, lupus y, en lo que aquí sobre todo interesa, SFC y FM. Por otra parte, todo apunta a que la uña de gato podría contribuir a neutralizar el efecto de sustancias orgánicas con actividad oxidante, a la vez que inhibe la expresión de determinados genes inducibles durante el proceso inflamatorio.

Además, y debido a la acción de sus alcaloides isomitrafilina y pteropodina, la uña de gato hace que

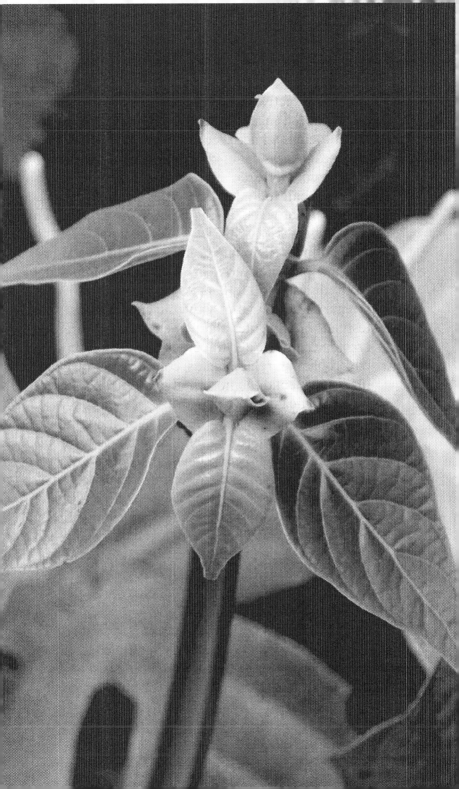

aumente la actividad fagocítica de los granulocitos neutrófilos y macrófagos, al tiempo que estimula las linfocinas y hace crecer el número de monolitos en fases activas en la circulación periférica. Todo ello la convierte en herramienta de gran interés para prevenir todo tipo de infecciones y en el tratamiento paliativo de las candidiasis, tan comunes en pacientes de FM y SFC.

También se apunta el interés del uso de la uña de gato para desintoxicar y como resolutiva del tracto digestivo, lo que la convertiría en útil herramienta para problemas y alteraciones del tracto intestinal. Finalmente, algunos estudios sugieren un creciente interés del tratamiento con uña de gato en problemas relacionados con la contaminación medioambiental, como la fatiga crónica, la depresión orgánica o el acné.

No obstante, el uso de este suplemento nutricional podría estar contraindicado en casos de úlcera péptica, como consecuencia del efecto ulcerogénico de sus taninos; en personas con problemas de gastritis, por la misma razón anterior; durante el embarazo, ya que sus efectos antiestrogénico y antiprogestágeno podrían aumentar la posibilidad de abortos espontáneos, y durante el período de lactancia, puesto que sus alcaloides podrían filtrase a la leche de la madre y producir efectos no deseados en el bebé. Tampoco debieran tomar uña de gato aquellas personas que padecen desórdenes autoinmunes, como esclerosis múltiple, ni aquellas que están tomando antihistamínicos o antiácidos, ya que estos fármacos prácticamente anulan la absorción de los beneficiosos alcaloides de la planta. Para concluir en este punto, conviene consultar con el especialista en casos de medicación previa con lovastatina (Mecavor), cetoconazol (Nizoral), itraconazol (Sporanox), fexofenadina (Allegra) o triazolam (Halcion).

La dosis diaria recomendada para pacientes de FM y SFC puede variar entre los 250 mg y 1 g y debe tomarse siempre después de las comidas, con el estómago lleno.

8

DIEZ SUPLEMENTOS
ÚTILES E IMPORTANTES

SUPLEMENTO	FUNCIÓN Y BENEFICIOS PARA EL PACIENTE	DOSIS DIARIA
Ácido gamma-linoleico (GLA)	Participa en las respuestas inflamatorias e inhibe el dolor.	240 mg en forma de aceite de onagra o de borraja.
Bromelina y papaína	Ayudan a digerir las proteínas animales y reducen el dolor y la inflamación.	Seis tomas: en las comidas, entre comidas y antes de ir a la cama.
Calcio de coral sango y cartílago de tiburón	Ayuda al buen funcionamiento muscular, alivia el dolor, minimiza los espasmos, tiene acción analgésica y antiinflamatoria.	850 mg en el desayuno y 850 mg en la comida.
Cromo (picolinato de cromo)	Aumenta la sensibilidad de los tejidos a la insulina y normaliza los niveles de azúcar en sangre.	De 200 a 600 µg.

Dimetilglicina (DMG)	Mejora la absorción de oxígeno en los músculos y destruye los radicales libres.	50 mg, tres veces al día.
Lecitina	Incrementa las sustancias reconstructoras tras el esfuerzo, mejora la función cerebral, favorece la digestión de grasas, depura el hígado y refuerza el sistema nervioso.	De 1 a 4 g en el desayuno.
Metilsulfonil-metano (MSM)	Regenera el tejido conjuntivo, mejora la movilidad de las articulaciones y revierte el dolor muscular y articular.	2.250 mg diarios.
Propóleo	Mejora el sistema inmunitario, previene todo tipo de infecciones y es antiinflamatorio.	500 mg, tres veces al día.
S-adenosil-me-tionina (SAM)	Alivia el estrés y la depresión, reduce el dolor y mejora la salud hepática.	Entre 400 mg y 1.600 mg, por la mañana en ayunas.
Vitaminas del grupo B, C y E	Aumentan la energía, inhiben procesos inflamatorios, mejoran el metabolismo de la glucosa y hacen descender el nivel de insulina en sangre.	B: de 25 a 50 mg, más 400 µg de ácido fólico. C: 500 mg. E: de 400 a 800 IU.

ÁCIDO GAMMA-LINOLEICO (GLA)

Es un ácido graso esencial y poliinsaturado que forma parte de los ácidos grasos esenciales omega-6 y que resulta imprescindible para la producción de prostaglandinas, sustancias de carácter lipídico muy similares a las hormonas, que participan en las respuestas inflamatorias estimulando las terminales nerviosas del dolor. Para los pacientes de FM y SFC puede ser de gran ayuda frente a los procesos inflamatorios.

La dosis diaria es de 240 mg en forma de perlas de aceite de onagra o de borraja.

Bromelina y papaína

La bromelina y la papaína son enzimas proteolíticas presentes, respectivamente y de manera natural, en la piña y la papaya, que ayudan a digerir las proteínas de los alimentos, por lo que de un lado son absolutamente necesarias para la reparación de los tejidos orgánicos y de otro contribuyen al reciclaje de proteínas en el organismo, incluidas aquellas que se encuentran en el tejido de las articulaciones, lo que las convierte en aliados eficaces frente a dolores corporales y óseos.

Así, estas enzimas, además de su potencial digestivo, contribuyen eficazmente a reducir el dolor y la inflamación que suelen acompañar los procesos de SFC y FM.

Una de las ventajas de añadir estas enzimas a la dieta en forma de suplementos (sin perjuicio de que la piña y la papaya figuren habitualmente en ella) es que estos llevan una «cubierta entérica» de una sustancia que no se disuelve hasta que llega al intestino, evitando el alto riesgo de que al menos en parte sean destruidas por los ácidos estomacales.

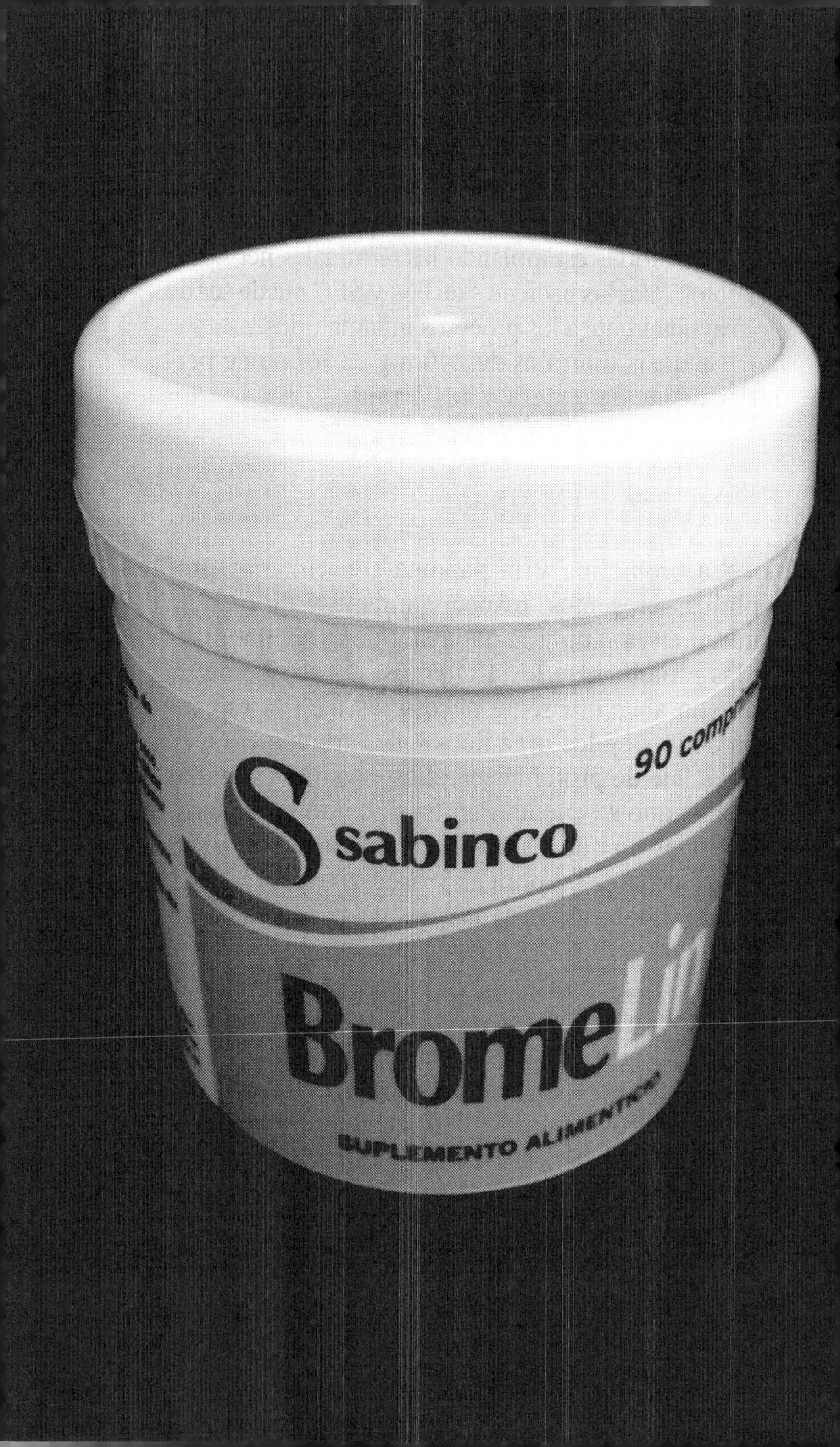
sabinco
Brome
SUPLEMENTO

Otro aspecto a destacar es que todo apunta a que los síntomas de FM y SFC empeoran cuando las proteínas enteras de los alimentos se filtran a la sangre y provocan reacciones inmunes, de manera que la bromelina y la papaína actuarían previniendo el problema que se conoce popularmente «intestino con fuga».

La bromelina y la papaína deben tomarse seis veces al día: en las comidas, entre comidas y antes de ir a la cama.

CALCIO DE CORAL SANGO Y CARTÍLAGO DE TIBURÓN

Las deficiencias de calcio suelen ser muy comunes en pacientes con FM y SFC y por ello resulta más que recomendable suplementar la dieta con este mineral, cuyas funciones son decisivas, como se verá, para el buen funcionamiento del organismo. Por otra parte, su asociación con el cartílago de tiburón constituye un suplemento nutricional de enorme potencial terapéutico.

El calcio es por supuesto necesario para la buena salud de huesos y dientes, pero además quizá ningún otro mineral es capaz de desempeñar tantas funciones biológicas. Ayuda a disminuir la presión arterial, reduce los niveles de colesterol, es necesario para el correcto funcionamiento muscular, alivia el dolor y minimiza las molestias de los espasmos, actúa sobre el miocardio y los demás músculos excitando su respuesta, duplica el ADN y alcaliniza el medio. Como afirma y sintetiza el doctor José Luis Vázquez: «El calcio es para el ácido como el agua para el fuego. Cuanto más calcio, más oxígeno y, en consecuencia, menor riesgo de cáncer y otras enfermedades degenerativas, entre las que hay que incluir la FM y el SFC».

Pero las posibilidades de asimilación del calcio por el organismo no son ni mucho menos iguales para todos los alimentos ni suplementos. En este punto de capacidad de asimilación y en el segundo apartado, la palma se la lleva, sin duda, el coral marino, del que existen unas dos mil quinientas variedades. Entre estas, la estrella es el coral sango de la isla japonesa de Okinawa, del que ya hablamos anteriormente y que, en palabras del doctor Vázquez, tiene:

[...] una composición orgánica prácticamente idéntica a la del esqueleto humano, incluyendo la hormona calcitonina lo que, a diferencia del calcio inorgánico y del sintético, le proporciona un mucho mejor potencial de absorción por nuestro organismo –85 % frente al 5 %– y presencia en sangre casi inmediata, frente a las cerca de veinte horas que emplean los inorgánicos y sintéticos. Por otra parte, el coral sango, además del calcio, contiene otros setenta y cuatro componentes entre los que destacan magnesio, cromo, cinc, selenio, yodo, bromo, molibdeno, cobre, níquel, sodio, potasio, vanadio, rubidio, cesio y vitaminas D_3, C, y E.

Resumiendo, el coral sango aporta los siguientes beneficios para el organismo: proporciona una absorción muy superior del calcio proveniente de otras fuentes; actúa a nivel iónico manteniendo el equilibrio electrolítico del organismo, ayuda a la oxigenación y alcalinización del cuerpo manteniendo un pH básico, lo que beneficia el buen funcionamiento de órganos, tejidos y glándulas; se comporta como un agente antioxidante, que neutraliza radicales libres y retrasa el envejecimiento; ralentiza los efectos de la osteoporosis; previene y revierte enfermedades degenerativas por su gran aporte de minerales y vitaminas de origen orgánico, y contiene calcitonina para su fijación en el organismo.

Respecto al cartílago de tiburón, proporciona una potente acción analgésica o nociceptiva basada en su participación en la fase de liberación local de mediadores como la histamina, la serotonina, las prostaglandinas y la bradiquinina. También es un agente antiinflamatorio que reduce el dolor en problemas de FM y SFC, al tiempo que su alto contenido en colágeno y glucosaminoglucanos lo convierten en un eficaz remedio en caso de dolores musculares, óseos y de movilidad articular.

La dosis recomendada es de 850 mg en el desayuno y otros 850 mg en la comida.

UN PRODUCTO EXCEPCIONAL

En este apartado hay que resaltar la existencia en el mercado de un producto, Coral Cart, formulado por el doctor José Luis Vázquez, que además de calcio y del cartílago de tiburón incluye en su composición vitamina C, que incrementa la formación y estructuración del colágeno, la respuesta inmune ante las infecciones y la formación de inmunoglobulinas, así como la histamina. También contiene sauce que, gracias a su contenido en salicina, aporta interesantes propiedades antitérmicas, espasmolíticas, analgésicas, antiinflamatorias, antirreumáticas y ligeramente sedantes.

CROMO (PICOLINATO DE CROMO)

El cromo es un oligoelemento esencial para la salud humana y por lo que específicamente respecta a la FM y al SFC su interés radica en que aumenta la sensibilidad de los tejidos a la insulina, lo que contribuye a normalizar y estabilizar el azúcar en la sangre, al tiempo que reduce los antojos de azúcar y carbohidratos refinados.

Además, el cromo desempeña un importante papel en el metabolismo de las grasas y las proteínas y promueve la acción de diferentes enzimas necesarias para el funcionamiento del cuerpo. Su forma de administración más eficaz es en forma de picolinato de cromo.

Una de las razones que avalan la necesidad de incorporar este oligoelemento a la dieta en forma de suplemento es que sólo se encuentra de forma significativa en alimentos que, como la levadura y las vísceras animales, han desaparecido prácticamente de los menús habituales o han dejado de formar parte de los hábitos gastronómicos generales. Por otra parte y a mayor abundamiento, se ha comprobado que en el procesado de los alimentos se pierde hasta un 80 % del cromo que contienen en fresco, al tiempo que la inclusión en la dieta de azúcares y carbohidratos refinados, desgraciadamente tan comunes en la actualidad, hace disminuir drásticamente los depósitos de cromo.

La dosis diaria recomendada de picolinato de cromo oscila entre 200 y 600 µg.

DIMETILGLICINA (DMG)

La DMG es un nutriente que se encuentra en las células de plantas y animales, pero que el organismo humano sólo es capaz de producir en ínfimas cantidades por lo que debe incluirse como un suplemento de la dieta. Su función principal, y en lo que más específicamente atañe a los pacientes de SFC y FM, es la relativa a su capacidad para mejorar la utilización del oxígeno que la sangre transporta hasta el tejido muscular y en su potencial para destruir los radicales libres que provocan sensibles daños celulares.

En definitiva, la DMG apoya las funciones inmunológicas, circulatorias, cardiovasculares y neurológicas, al tiempo que reduce el ácido láctico que se forma en los músculos, reduciendo así la recuperación tras un esfuerzo y mejorando la resistencia física del organismo. Por su capacidad para aumentar la energía de forma rápida y segura, produce positivos efectos sobre el bienestar general e incrementa la capacidad de comunicación y atención.

La dosis recomendada se sitúa alrededor de unos 50 mg, tres veces al día.

Lecitina

Se trata de un nutriente parecido a las grasas, que fundamentalmente se obtiene a partir de la soja y que está formado por colina, inositol, ácido fosfórico, dos ácidos grasos y glicerol. Resulta fundamental para el buen funcionamiento de todas las células de órganos tan esenciales como los riñones, el hígado, el páncreas, el cerebro (se calcula que la lecitina constituye alrededor del 30 % del peso seco de este órgano) y el sistema nervioso en general.

La finalidad de añadir este suplemento a la dieta de los afectados por FM y SFC es incrementar el suministro disponible de sustancias reconstructoras tras el esfuerzo, mejorar la función cerebral y la circulación, favorecer la digestión de las grasas, ayudar a desintoxicar el hígado, depurar los riñones, reforzar el sistema nervioso y proporcionar un plus de energía.

La dosis terapéutica puede estar entre 1 y 4 g diarios, tomados preferiblemente en el desayuno.

Metilsulfonilmetano (MSM)

Se trata de un tipo de azufre biológicamente compatible con el ser humano por lo que su asimilación por nuestro organismo se da con gran facilidad. Aunque se encuentra en muchos alimentos que contienen azufre, debido a que se trata de una sustancia hidrosoluble y fácilmente evaporable se destruye y prácticamente desaparece durante los tratamientos culinarios y tecnológicos, por lo que resulta imprescindible incorporarlo a la dieta en forma de suplemento nutricional.

Para los pacientes de FM y SFC ofrece sustanciales beneficios ya que les proporciona el azufre necesario para regenerar el tejido conjuntivo, lo que facilita la movilidad y el funcionamiento de las articulaciones, convirtiéndose en un eficaz soporte para los tendones, ligamentos y músculos, a la vez que revierte el dolor muscular y articular.

Paralelamente, el MSM actúa como un supresor de la intoxicación natural al aumentar la permeabilidad de las células, dando paso al agua y a los nutrientes esenciales que de esta forma fluyen libremente y ayudan a eliminar desperdicios y toxinas.

Por último, algunos estudios apuntan a que el MSM tiene la capacidad de detener los impulsos dolorosos antes de que estos lleguen al cerebro, actuando como analgésico y antiinflamatorio.

La dosis diaria recomendada puede estar en torno a los 2.250 mg y los resultados empiezan a comprobarse al mes de comenzado el tratamiento.

PROPÓLEO

El propóleo o própolis es un conjunto de sustancias resinosas, gomosas y balsámicas, de consistencia viscosa, que recogen las abejas de distintas partes de los vegetales (en la imagen de la página siguiente), para después modificarlas en la colmena, convirtiéndolas en una sustancia que les protege eficazmente frente a bacterias, hongos y otros invasores.

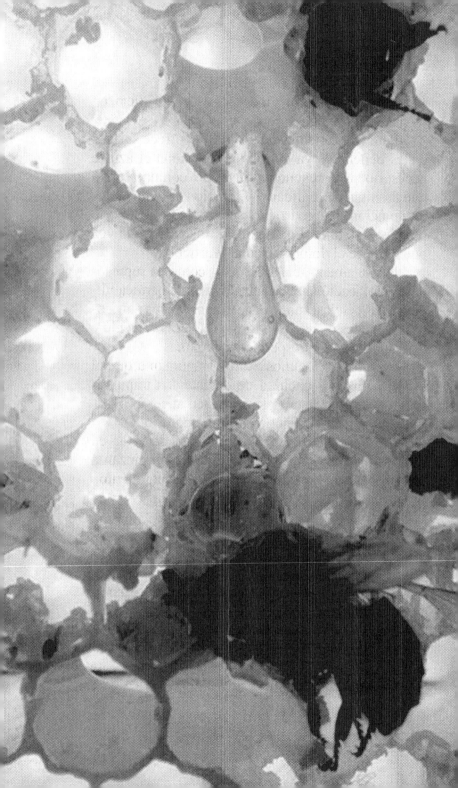

En la composición química del propóleo se han encontrado más de ciento sesenta sustancias, de las cuales alrededor de la mitad son compuestos fenólicos, entre los cuales tienen especial importancia los flavonoides o materias colorantes, por su acción antiséptica.

Su principal interés como complemento alimenticio para pacientes de FM y SFC se debe a sus propiedades inmunoestimulantes, que aumentan la resistencia del organismo ante cualquier tipo de infección; a sus propiedades antimicrobianas y bactericidas, proporcionadas por los ácidos benzoico, oxibenzoico, metoxibenzoico, cafeico, ferúlico, junto a los sesquiterpenos y las flavonas, especialmente la galangina; y a su potencial antiinflamatorio, similar al de la aspirina, ya que bloquea las enzimas que producen las prostaglandinas.

La dosis recomendada es de 500 mg, tres veces al día.

S-Adenosil-Metionina (SAM o SAMe)

La S-adenosil-metionina (SAM) es una coenzima que participa en la transferencia de grupos metilo, que en su mayoría se produce y se consume en el hígado, y se compone de adenosín trifosfato (ATP) y metionina. La SAM es necesaria para el crecimiento y la reparación celular, y también participa en la biosíntesis de diversos neurotransmisores y hormonas que afectan al estado de ánimo, como la dopamina y la serotonina. Diversas investigaciones y estudios clínicos apuntan a que el suplemento dietético con SAM puede ayudar de manera eficaz a combatir la depresión y los dolores musculares y articulares.

Para los enfermos de FM y SFC es especialmente interesante por su potencial de alivio del estrés y la depresión, la reducción del dolor y la mejora de la salud hepática.

El rango de dosis terapéuticas diaria va desde 400 mg hasta 1.600 mg, tomadas siempre por la mañana y en ayunas.

Vitaminas B, C y E

Las vitaminas del grupo B son esenciales para la producción de energía y para inhibir los procesos inflamatorios. Específicamente, la vitamina B_1 o tiamina participa en el funcionamiento del sistema nervioso e interviene en el metabolismo de glúcidos y en el crecimiento y mantenimiento de la piel; la B_2 o riboflavina interviene en la transformación de alimentos en energía, en la respiración celular, oxigenándola, y en la integridad de la piel, de las mucosas y del sistema ocular; la B_3, también conocida como niacina, vitamina P o vitamina PP, mejora el sistema circulatorio, mantiene la piel sana y estabiliza la glucosa en sangre, interviniendo positivamente en el crecimiento, en la cadena respiratoria y en el sistema nervioso; la B_4 o adenina estimula la formación de ciertos glóbulos blancos; la B_5 o ácido pantoténico es decisiva en la correcta y efectiva asimilación de los carbohidratos, las proteínas y los lípidos, y es fundamental en la síntesis del hierro, en la formación de la insulina y en la reducción de los niveles de colesterol en sangre; la B_6 o piridoxina mejora la circulación e interviene en los procesos digestivos, beneficia al sistema inmune y es fundamental para la presencia y formación de la vitamina B_3. Por último, el ácido fólico o vitamina B_9 es absolutamente necesario para la formación de células sanguíneas y estimula la formación de ácidos digestivos.

Diariamente deben tomarse entre 25 mg y 50 mg de algún suplemento con B_1, B_2, B_3, B_4, B_5 y B_6, más 400 µg de ácido fólico.

La vitamina C es igualmente necesaria para la producción de energía y para prevenir la inflamación y debe tomarse en una cantidad diaria de unos 500 mg.

Por último, la vitamina E mejora el metabolismo de la glucosa y hace descender los niveles de insulina en sangre. La dosis diaria, en forma natural de d-alpha, debe oscilar entre 400 unidades internacionales (IU, por sus siglas en inglés) y 800 IU.

9

REVISANDO CONCEPTOS DIETÉTICOS

A VUELTAS CON LA DIETA

Aún después de recomendar vivamente un listado de suplementos que consideramos fundamentales o muy importantes para afrontar los problemas derivados de la FM y el SFC, es preciso volver a hacer hincapié en la importancia de la alimentación cotidiana. No en vano, la OMS considera que nada menos que el 80% de las enfermedades de la civilización tienen que ver con una dieta muy contaminada y errónea.

A comienzos de 2002 se celebró en Ginebra una Consulta Mixta OMS/FAO de Expertos en Régimen Alimentario, Nutrición y Prevención de Enfermedades Crónicas. La Consulta reconoció que la epidemia creciente de enfermedades crónicas que aqueja tanto a los países desarrollados como a los países en desarrollo está directamente relacionada con los cambios de los hábitos alimentarios y del modo de vida:

En el último decenio, la rápida expansión de diversos campos científicos pertinentes y los muchos datos epidemiológicos basados en la población han ayudado a aclarar la función del régimen alimentario en la prevención y el control de la morbilidad y la mortalidad prematura causadas por las enfermedades no transmisibles (ENT). También se han identificado algunos de los componentes alimentarios específicos que aumentan la probabilidad de aparición de esas enfermedades en los individuos y las intervenciones adecuadas para modificar su repercusión. Además, durante la pasada década se han acelerado los rápidos cambios experimentados por los regímenes alimentarios y los modos de vida en respuesta a la industrialización, la urbanización, el desarrollo económico y la globalización de los mercados. Esto está teniendo grandes repercusiones en la salud y el estado nutricional de las poblaciones, sobre todo en los países en desarrollo y en los países en transición. Si bien han mejorado los niveles de vida, se ha ampliado la disponibilidad de alimentos, estos se han diversificado más y ha aumentado el acceso a los servicios. También hay que contabilizar repercusiones negativas significativas en forma de hábitos alimentarios inapropiados, disminución de la actividad física y mayor consumo de tabaco, con el correspondiente incremento de las enfermedades crónicas relacionadas con la dieta, especialmente entre las personas pobres.

Se había tomado conciencia del problema, pero de ahí a ponerse decididamente a buscar soluciones, aún quedaría mucho trecho por recorrer.

SOMOS LO QUE NO COMEMOS Y LO QUE AÑADIMOS

Parece que cada vez tenemos menos tiempo para preparar la comida o lo gastamos en cosas ajenas a la nutrición y al placer de la buena mesa, y cada vez es más frecuente recurrir a comidas preparadas listas para su consumo en pocos minutos. Hace apenas un par de décadas que empezaron a introducirse en nuestros hogares, pero actualmente es algo absolutamente generalizado, hasta el punto de que, según un reciente estudio mundial realizado por la firma Nielsen Consumer Survey, el 62 % de los españoles declara comprar de vez en cuando comidas preparadas y el 14 % señala que las compra frecuentemente. La razón que se arguye es casi exclusivamente la falta de tiempo que afecta al 77 % de los consumidores europeos y al 84 % de los españoles.

En España, el 14 % de los consumidores compra frecuentemente comidas preparadas, un 48 % declara hacerlo ocasionalmente, el 32 % dice que no las compra casi nunca y un 6 % afirma que nunca. Son porcentajes bastante similares a la media europea, donde un 15 % las compra frecuentemente, el 39 % ocasionalmente, un 36 % casi nunca y el 9 % declara no comprarlas nunca. En los extremos se sitúan Grecia, donde el 25 % de sus ciudadanos dice hacerlo frecuentemente, y Dinamarca, donde sólo el 5% afirma comprarlas frecuentemente.

Las comidas preparadas se consumen fundamentalmente en la cena, en la que el 25% de los encuestados europeos declara comerlas habitualmente y otro 55 % lo hace en ocasiones. El 16 % dice comerlas habitualmente en el almuerzo del mediodía y el 54 % en ocasiones. En cuanto a este parámetro, en España también es la cena el momento más normal de consumo de las comidas preparadas, pues el 21 % de los encuestados lo hace usualmente y otro 66 % dice que ocasionalmente. Sólo el 10 % declara consumirlas habitualmente en el almuerzo, un 2 % en el desayuno, el 7 % como aperitivo, el 14 % en reuniones con amigos y el 9 % en vacaciones o acontecimientos especiales.

Conocidos estos datos hay que señalar, aunque quizá sea ocioso pero en todo caso es pertinente, que estas comidas preparadas suelen ser escasas en nutrientes y extraordinariamente generosas en sodio, azúcar, grasas saturadas y «trans», estabilizantes, colorantes, espesantes y potenciadores de sabor (que algunos llaman muy atinadamente excitoxinas) como el glutamato monosódico o E-621 y el aspartamo (E-951), que se encuentran de forma habitual en sopas de sobre, cubitos «mágicos» y chucherías como patatitas especiales, *snacks* o productos *diet* o sin azúcar.

Respecto al glutamato, no son pocos los estudios científicos que prueban que cuando el cerebro se enfrenta a altas cantidades de esta sustancia, las señales de saciedad empiezan a no llegar y se come compulsivamente. Además, llega un momento en que no puede regular sus acciones y se produce la apoptosis o muerte espontánea de las células neuronales, daños irreparables en la retina, migrañas, desórdenes en la atención y el aprendizaje o infecciones virales provocadas por el debilitamiento del sistema inmunitario. En cuanto al aspartamo, aunque la ciencia oficial sigue insistiendo en su inocuidad, hay distintos estudios e investigaciones que aseguran que algunos de sus productos de descomposición, como el metanol, la fenilalanina y el ácido aspártico, podrían favorecer la aparición de epilepsia y tumores cerebrales, al tiempo que dañarían el sistema nervioso. Por añadidura, estos productos de descomposición podrían quizá incidir negativamente sobre poblaciones específicas, como bebés, niños y adolescentes, individuos obesos, diabéticos, mujeres en período de lactancia y personas fenilcetonúricas.

Otros aditivos en el ojo del huracán son el ciclamato (E-952), prohibido hace tiempo en Estados Unidos como potencial cancerígeno, y los colorantes E-104, E-110, E-124, E-102, E-122 y E-129, que según un estudio publicado en la revista médica *The Lancet* podrían estar asociados al síndrome de hiperactividad en niños, y cuyo indeseable efecto se potencia en presencia del conservante benzoato de sodio (E-211).

Con todo, estas sustancias son perfectamente legales y, al menos en teoría y siempre en letra de cuerpo tipográfico casi ilegible, figuran en el etiquetado de los productos alimenticios; pero lo más grave no está escrito en el envase.

CONTAMINANTES QUÍMICOS EN LOS ALIMENTOS

En enero de 2011, en Alemania, uno de los países con mayor conciencia ecológica ciudadana del mundo, se cerraron más de cuatro mil setecientas granjas avícolas y porcinas tras constatar que sus animales estaban contaminados con dioxinas, un tóxico cancerígeno que afecta gravemente al sistema hormonal, aunque las autoridades intentaron tranquilizar a la población insistiendo en que se trataba de una medida preventiva porque no existía riesgo para la salud humana.

El escándalo empezó a gestarse entre el 12 de noviembre y el 23 de diciembre de 2010, período durante el cual se distribuyeron tres mil toneladas de grasas no aptas para la alimentación de animales que dieron lugar a unos piensos, unas ciento cincuenta mil toneladas, con setenta y siete veces más dioxinas que el límite permitido.

En Europa llueve sobre el mojado del escándalo de las vacas locas y otras similares alarmas, pero los gobiernos y las autoridades sanitarias aseguran que son casos aislados y sobre los que se ejerce un inmediato control. Algo que no comparten otros expertos en nutrición y salud.

Respecto a los piensos alemanes con dioxinas, el catedrático de Salud Pública de la Universidad Autónoma de Barcelona Miquel Porta afirma: «No es un caso aislado. Numerosos estudios han documentado que la contaminación con dioxinas y otros compuestos orgánicos persistentes es habitual en piensos y alimentos». Opinión que es compartida y subrayada por Dolores Romano, coordinadora del área de Riesgo Químico del Instituto Sindical de Trabajo, Ambiente y Salud (ISTAS), fundación promovida por el sindicato Comisiones Obreras: «Ya llevamos varios escándalos que muestran el fracaso del sistema de gestión y control de los contaminantes químicos. Una vez que una sustancia química peligrosa se fabrica o se genera como una emisión, acaba llegando al medio ambiente, a la cadena alimentaria y a las personas. Hay una incapacidad del sistema para evitar y prevenir esto».

En el mismo punto de vista incide y lo hace con mayor dureza María Dolores Raigón, catedrática de la Escuela Universitaria de Ingeniería Técnica Agrícola de la Universidad Politécnica de Valencia: «Las alarmas como esta de Alemania son la punta del iceberg. Si profundizáramos en las técnicas intensivas de producción de alimentos frescos y elaborados nos sorprenderíamos de lo poco que transciende y de la exposición tan alta a la que nos encontramos».

Por su parte, Carlos de Prada, presidente del Fondo para la Defensa de la Salud Ambiental, considera que el tráfico ilegal de sustancias tóxicas destinadas a la alimentación del ganado es moneda común de la UE, más allá del euro: «Como nos hizo ver el caso de las vacas locas, donde descubrimos que estábamos alimentando al ganado vacuno con restos triturados de ovejas muertas, padecemos un fenómeno de desnaturalización de la producción. Hay hormonas que se aplican al ganado y fármacos y antibióticos preventivos para que no enfermen y todo un tráfico ilegal de sustancias destinadas al ganado».

Cierra el turno de alarma Ángeles Parra, presidenta de la Asociación Vida Sana, organización que lleva más de tres décadas defendiendo la salud ambiental y los alimentos ecológicos: «Estas cosas pasan cada dos por tres en el sector de la alimentación convencional donde los controles son pocos y mal hechos. Si hubiera más controles y si estos fueran más estrictos, sólo Dios sabe con lo que nos encontraríamos».

Desde 2004, la Unión Europea sostiene y alienta el trabajo de un grupo de investigación sobre la presencia de tóxicos en los alimentos, que bajo el acróstico CASCADE agrupa a doscientos científicos de nueve países de la Unión.

Uno de sus más sustanciales focos de preocupación y estudio son los contaminantes orgánicos persistentes (COP), entre los que se encuentran las tan traídas y llevadas dioxinas, los cuales básicamente son sustancias fabricadas por el hombre y con un largo ciclo de vida. Además de su toxicidad, no se descomponen y el organismo es incapaz de eliminarlas de ninguna forma, lo que produce un efecto acumulativo.

También en 2004 se aprobó el Convenio de Estocolmo, por el que los países firmantes se comprometían a dejar de fabricar y distribuir una serie de sustancias (inicialmente trece, aunque posteriormente han ido añadiéndose más), entre las que se incluyen dioxinas, insecticidas y pesticidas que durante decenios se han venido usando con gran prodigalidad.

Pero, como casi siempre, una cosa es predicar y otra dar trigo, que es donde sitúa el punto la doctora Dolores Romano: «Todo el mundo científico y político, las organizaciones sociales y empresariales reconocen que hay que sustituir esos supertóxicos, pero no se toman medidas para hacerlo».

En diciembre de 2003, la organización ecologista WWF/Adena realizó un análisis de sangre a treinta y nueve europarlamentarios de todos los partidos políticos investigando la presencia de ciento una sustancias pertenecientes a cinco familias químicas: insecticidas –DDT incluido–, bifenilos policlorados

(PCB, por sus siglas en inglés), retardantes de llama bromados, ftalatos y compuestos perfluorados (PFOS, por sus siglas en inglés). Se comprobó que la sangre de una de las personas analizadas, la Comisaria de Medio Ambiente, Margot Wallstrom, mostraba un elevado índice de DDT.

En junio del siguiente año, 2004, la entonces ministra española de Medio Ambiente, Cristina Narbona, y los miembros de su equipo –entre ellos al secretario general para la Prevención de la Contaminación y Cambio Climático, Arturo Gonzalo Aizpiri, y la subsecretaria del ministerio, Concepción Toquero–, a iniciativa también de Adena, se prestaron a hacerse análisis de sangre. De las ciento tres sustancias de siete familias químicas que se analizaron, cincuenta y dos estaban en la sangre de los altos cargos del ministerio. Entre ellas había dioxinas y sustancias químicas presentes en pesticidas, productos de limpieza y plásticos.

Pero al final todo se quedó en gestos y espectáculo mediático sin consecuencias prácticas, porque, como explica Miquel Porta: «El Plan Nacional de Aplicación del Convenio de Estocolmo lleva años prácticamente parado [...] Hace poco, un grupo de científicos y cuarenta organizaciones sociales pedimos al presidente del gobierno, José Luis Rodríguez Zapatero, que volviera a poner en marcha el plan de lucha contra los COP, que lleva en vía muerta desde que cesó a Cristina Narbona, pero seguimos esperando».

Y añadiendo preocupación a la preocupación, otros constatan que las sustancias potencialmente nocivas no sólo están en la comida, sino también en lo que la envuelve o acompaña, como es el caso del estireno que se emplea para fabricar las bandejas, el bisfenol que recubre latas y envases de comida preparada o los ftalatos que entran en la composición del PVC de embalaje alimentario y que son disruptores endocrinos gravemente peligrosos para la salud. En determinadas condiciones, los plásticos que se utilizan profusamente en alimentación son objeto de dudas, polémicas y alertas. Hace tiempo que los investigadores del departamento de Tecnología de los Alimentos de la Universidad Complutense de Madrid advertían de los riesgos del PVC cuando este era sometido a cambios bruscos de temperatura o a fuentes de energía electromagnética, explicando que: «muchos [envases] no resisten la temperatura que alcanza la comida durante su cocinado en microondas y se desestabilizan, alteran o funden parcialmente. En estos casos puede producirse migración de los componentes del envase al alimento (plastificantes, oligómeros del plástico, etc.)». En esta misma línea, el doctor William Shaw, director del laboratorio Great Plains, en Kansas (Estados Unidos), e investigador de anormalidades bioquímicas en el organismo relacionadas con varios trastornos de la salud, ponía el acento en los riesgo de intoxicación que conlleva el cadmio presente en los plásticos, al calentarse estos junto con los alimentos que envuelven o en recipientes por medio de un horno microondas.

La Unión Europea, alertada de estos riesgos, empezó a tomar medidas a mediados de los años noventa del pasado siglo y en 2001 aprobó una directiva que en España se concreta en el Real

Decreto 118/2003, aprobado el 31 de enero de 2003, a partir del cual los fabricantes de envases y otros productos plásticos destinados a entrar en contacto con los alimentos deben tener en cuenta el listado de sustancias permitidas para su fabricación, así como los límites máximos de migraciones permitidas de los materiales y objetos plásticos a los alimentos.

Pero a pesar de las medidas la preocupación continúa y el tema se sigue percibiendo por muchos como una espada de Damocles que pende de la cabeza de los consumidores. Es el caso de Miguel Jara, escritor y periodista especializado en la investigación y análisis de temas de salud y ecología, corresponsal en España del *British Medical Journal* y colaborador habitual en *Discovery DSalud,* quien sostiene que:

[...] el agua proveniente de botellas plásticas puede afectar a nuestro sistema endocrino porque está contaminada con estrógenos, hormonas femeninas responsables de características sexuales, según se desprende de un artículo publicado en la revista *Environmental Science and Pollution Research* por Martin Wagner y Joerg Oehlmann, de la Universidad Goethe de Fráncfort, que midieron la concentración de estrógenos en las muestras de agua mineral de veinte marcas diferentes que se producen en Alemania. Nueve muestras se encontraban en botellas plásticas; otras nueve en botellas de vidrio y las dos restantes en un envase compuesto de cartón y plástico. Un tercio de las muestras que se preservaban en envase de vidrio, el 78 % del agua en las botellas plásticas y ambas muestras en envase mixto presentaban «niveles significativos de actividad hormonal». Los investigadores descubrieron también que los caracoles neozelandeses del lodo, *Potamopyrgus antipodarum*, se reproducen con una intensidad mucho mayor en el agua proveniente de botellas plásticas. Los autores del estudio creen haber descubierto «apenas la punta del iceberg» porque «los envases plásticos pueden ser la mayor fuente de contaminación xenohormonal en muchos otros productos alimenticios».

DESANDAR EL CAMINO: DE LOS PREPARADOS A LOS «ECOS» Y «BIOS»

Vistas las deficiencias nutricionales que manifiesta la población en general, su todavía insuficiente preocupación por la calidad nutricional y la «limpieza» de los productos alimenticios, y la cada vez mayor tendencia hacia el consumo de alimentos preparados o precocinados, generosos siempre en aditivos, cabe preguntarse si la tendencia es reversible y cómo puede hacerse tal cosa, porque si la cuestión es pertinente para el conjunto de la ciudadanía, lo es muchísimo más para los enfermos de FM y SFC, cuya situación de partida es considerablemente más precaria.

Olga Cuevas, directora del Instituto de Formación Profesional Sanitaria Roger de Llúria, considera que «no necesitamos ningún aditivo de la industria porque tenemos acceso a los alimentos frescos y naturales. Los están añadiendo para vender más, para tener mejor aspecto y porque cuando un alimento se conserva durante tiempo pierde sus cualidades organolépticas».

Nuestra posición es que, además de comprar productos frescos y con el menor embalado y manipulación posible, hay que ir primando de manera efectiva el consumo de alimentos ecológicos con certificado «bio» y «eco», cuyos estándares de producción están avalados por controles oficiales que aseguran al consumidor o al enfermo que la química artificial no ha intervenido en el proceso.

Los productos ecológicos son aquellos que se obtienen por medios y productos naturales, sin utilizar fertilizantes o pesticidas artificiales ni organismos genéticamente modificados, ya sea en la agricultura o en la ganadería, y que en consecuencia buscan la integración del proceso productivo con el entorno, respetando el medio ambiente, el equilibrio natural y el bienestar de los animales. En definitiva, el alimento ecológico que aquí se recomienda está cultivado o criado sin forzar el ritmo natural de crecimiento de las plantas y animales, lo que redunda en mejor sabor y mayor aporte nutricional.

Pero de lo dicho anteriormente se deduce que hacen falta iniciativas imaginativas y económicamente viables para llevar el proyecto adelante. En este sentido, merece destacarse la aparición de Enter-Bio (www.enterbio.es), cuyo propósito fundamental consiste en tratar de poner al alcance de todo el mundo la alimentación ecológica.

Esta empresa, que se presentó en sociedad a principios de 2011, formula su propuesta sobre la base del dato de que, siendo España el primer productor de agricultura ecológica de la Unión Europea, con 1,6 millones de hectáreas dedicadas a estos cultivos, se exporta al extranjero nada menos que el 80 % de la producción, lo que sin duda indica que los españoles somos aún muy poco ecológicos en la mesa. Y parece que esto es así porque, de un lado, se sabe poco respecto a la notable calidad superior de los mismos y sus grandes beneficios para la salud y el medio ambiente; de otro, porque el precio de estos alimentos es singularmente más elevado que los que forman parte de la alimentación convencional, y finalmente porque todavía no existe una red comercial de venta potente que los haga social y mayoritariamente visibles.

EnterBio comercializa alimentos y productos ecológicos, sólo ecológicos, certificados por consejos reguladores independientes, y lo hace a través de internet, enviándolos al domicilio del cliente, y utilizando el *marketing* multinivel o *network,* basado en el boca a boca, para llegar al máximo número de consumidores que a su vez animan a otras personas a comprarlos y con ello se benefician mensualmente de una bonificación, hasta el punto de que puede llegar a reducir el precio de su compra al de la alimentación convencional e incluso a que esta les salga gratis. Además, la firma aplica criterios empresariales éticos, como ofrecer a los productores hasta un 50 % del precio de venta mientras que el modelo convencional sólo da entre un 15 % y un 20 %, lo que redunda en el desarrollo del ámbito rural. Con ello trata de responder a la inquietud generalizada que ve en los intermediarios

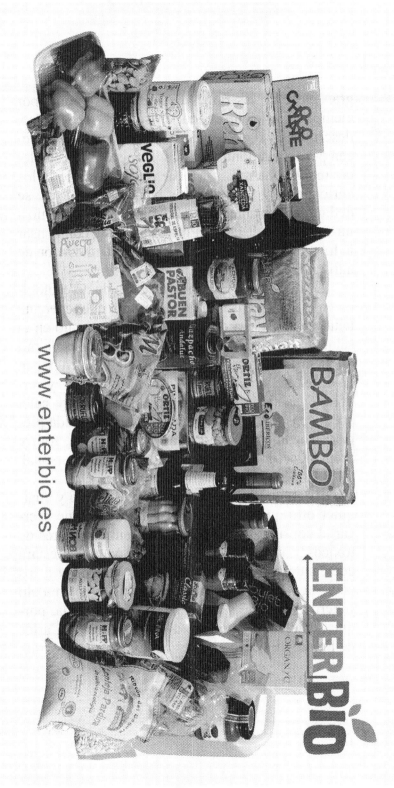

www.enterbio.es

gran parte de las raíces del problema y que, por ejemplo, Carlos de Prada, en su libro *Anti-tóxico,* describe así: «Una serie de señores que se enriquecen perjudicándonos a todos. Es necesario establecer un sistema más sano que retribuya mejor a los agricultores y no a algunos parásitos, para que se dediquen a un auténtico cuidado de la tierra, y no a un sucedáneo de agricultura que intenta compensar la forzada negligencia con una intensa utilización de agrotóxicos».

La idea, pues, es convertir el producto ecológico en algo de consumo generalizado, que repercuta tanto en la mejora del medio ambiente como en la salud de las personas. Su oferta incluye más de mil quinientas referencias de producto que se engloban en doce categorías: carnes y embutidos; frutas y verduras; panadería y dulces; huevos, lácteos y café; aceite, pasta y legumbres; conservas y comida preparada; zumos y bebidas; aperitivos; algas, tofu y preparados; infantil; cosmética y cuidado personal, y hogar y limpieza.

Resumiendo, la iniciativa de EnterBio y cualquier otra que profundice en el proyecto de acercar al consumidor productos alimenticios libres de tóxicos y ricos en sus nutrientes naturales estará acercando a los consumidores en general y a los pacientes de FM y SFC en particular un modelo y herramienta de salud y de calidad de vida, porque, acudiendo de nuevo a las palabras de Carlos de Prada: «El siglo xxi o es ecológico... o no será».

BIBLIOGRAFÍA GENERAL RECOMENDADA

ALMODÓVAR, Miguel Ángel. *Cómo curan los alimentos.* Barcelona: RBA Libros, 2010.

–, *La Fórmula Almodóvar. Los 10 suplementos nutricionales imprescindibles a partir de los 40.* Madrid: Ediciones Nowtilus, 2009.

BALCH, Phyllis A. *Prescription for Nutritional Healing.* Nueva York: Penguin Group, 2010.

BESSON, Philippe Gaston. *La fatiga crónica: cómo aliviar los síntomas y vivir mejor.* Barcelona: Ediciones Oniro, 2010.

BLECH, Jörg. *Los inventores de enfermedades. Cómo nos convierten en pacientes.* Barcelona: Ediciones Destino, 2005.

CARRASCO, Rafael, JARA, Miguel y VIDAL, Joaquín. *Conspiraciones tóxicas: cómo atentan contra nuestra salud y el medio ambiente los grupos empresariales.* Madrid: Ediciones Martínez Roca, 2007.

CASS, Hyla. *Supplement your prescription. What your doctor doesn't know about nutrition.* Laguna Beach, CA: Basic Health Publications, 2009.

CLAUDÍN, Víctor. *Fibromialgia, la verdad desnuda.* Madrid: La esfera de los libros, 2008.

COL·LECTIU RONDA. *Las enfermedades invisibles: fibromialgia y fatiga crónica.* Barcelona: Ara Llibres, 2008.

DE PRADA, Carlos. *Anti-tóxico. Vive una vida más sana.* Madrid: Espasa Calpe, 2010.

DUFOUR, Anne y FESTY, Danièle. *La revolución de los omega-3.* Barcelona: Robin Book, 2007.

ESTUPIÑANA, Vicente y ORTELLS, Isabel. *Manual de fibromialgia. Basado en la recuperación de Marta.* Valencia: Carena Editors, 2005.

FIRSHEIN, Richard. *La revolución de los farmanutrientes.* Madrid: Edaf, 2002.

GOLDENBERG, Don L. *Una guía completa para comprender y aliviar el dolor.* Barcelona: Paidós Ibérica, 2003.

GÓMEZ SÁNCHEZ, Paloma. *Fibromialgia. Cómo vencerla desde el cuerpo y la mente. Una guía para pacientes y terapeutas.* Barcelona: RBA Libros, 2007.

JANOV, Roger G. *Tratamiento natural de la fibromialgia.* Madrid: Editorial Dilema, 2009.

JARA, Miguel. *Traficantes de salud: cómo nos venden medicamentos peligrosos y juegan con la enfermedad.* Barcelona: Icaria, 2007.

–, *La salud que viene. Nuevas enfermedades y el marketing del miedo.* Barcelona: Ediciones Península, 2009.

MATAIX, José y GIL, Ángel (coord.). *Libro blanco de los omega-3.* Madrid: Editorial Médica Panamericana, 2004.

MINISTERIO DE SANIDAD Y CONSUMO. *Guía sobre Fibromialgia.* En: http://sites.google.com/site/silenciofm/Home/fibromialgia.pdf?attredirects=0

MOATI, Roger. *Comer para no enfermar.* Barcelona: Salvat Editores, 1999.

PENSANTI, Helen y HOFFMAN, Barbara. *Vitaminas, minerales y suplementos*. Nashville, TN: Caribe-Betania Editores, 2002.

QUEVEDO HERRERO, Luis. *Fibromialgia. Cómo combatir la fatiga crónica*. Barcelona: Ediciones Obelisco, 2009.

ROBERTS, Arthur J. *Nutricéuticos. Enciclopedia de la medicina ortomolecular*. Barcelona: Robin Book, 2003.

SANTONJA GÓMEZ, Rafael y LÓPEZ CILLANUEVA, Nieves. *Enciclopedia de nutrición*. Madrid: Mega Fitness, 2002.

SERRA MAJEM, Lluís, et al. *Guía de la alimentación saludable*. León: Sociedad Española de Nutrición Comunitaria, 2005.

SINATRA, Stephen T. *The Sinatra solution. New hope for preventing and treating heart disease*. Laguna Beach, CA: Basic Health Publications, 2009.

VIDAL CAROU, M.ª Carmen (coord.). *¿Sabemos lo que comemos?* Barcelona: RBA Libros, 2003.

VALVERDE, Clara. *Pues tienes buena cara*. En: *Síndrome de Fatiga Crónica. Una enfermedad políticamente incorrecta*. Madrid: Ediciones Martínez Roca, 2009.

–, MARKEZ, Iñaki, y VISIERS, Cristina. *Breves intervenciones en el largo viaje: la comunicación con pacientes con fibromialgia o Síndrome de Fatiga Crónica.* Bilbao: OME Editorial, 2009.

VOSS, Farah. *La fibromialgia y el Síndrome de Fatiga Crónica.* Barcelona: Terapias Verdes, 2007.

VUCOVIC, Laurel. *Users's guide to chronic fatigue & fibromyalgia.* New Jersey: Basic Health Publications, 2005.